MADER
PRAUSE
KURTZ
GSCHANES

DER NOTFALL

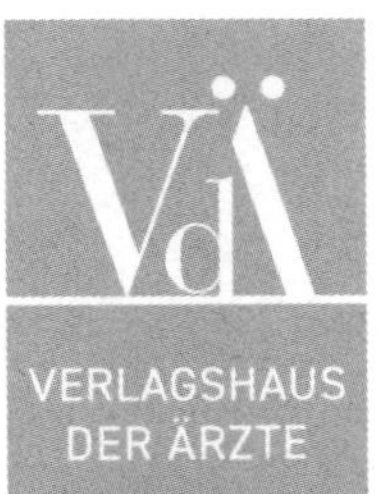

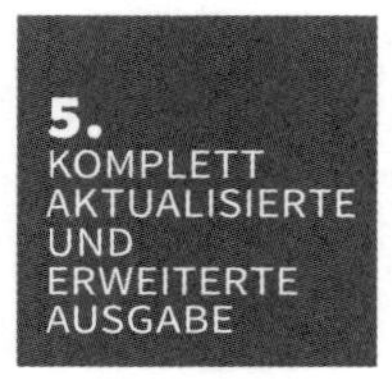

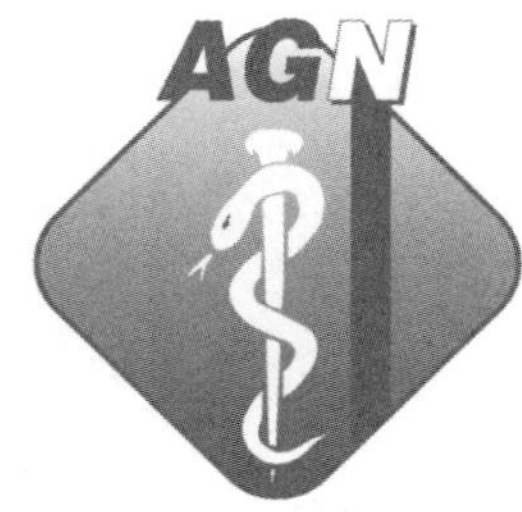

ROBERT MADER
GERHARD PRAUSE
GEORG KURTZ
MARKUS GSCHANES

DER NOTFALL

Professionelle Erste Hilfe, bis die Notärztin/ der Notarzt kommt

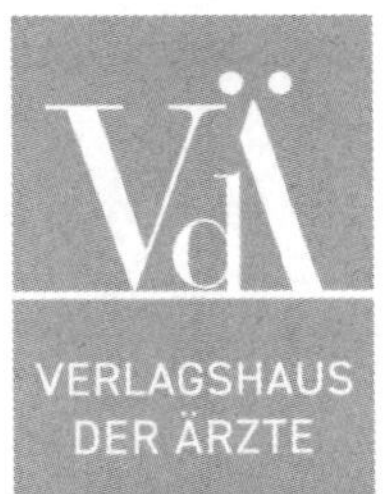

© Verlagshaus der Ärzte GmbH
Nibelungengasse 13
1010 Wien
Österreich

www.aerzteverlagshaus.at

5. Auflage 2023 (4. Auflage 2018)

ISBN 978-3-99052-295-0

Umschlag: Verlagshaus der Ärzte GmbH
Umschlagfoto: Getty Images (asiandelight)
Grafik: Grafikbüro Lisa Hahsler, 2232 Deutsch-Wagram
Projektbetreuung: Hagen Schaub
Die Fotos zum Text stammen von den Autoren
Druck & Bindung: FINIDR s.r.o., 73701 Český Těšín
Printed in Czech Republic

Dieses Buch wurde mit der Schrift Source Sans Pro gesetzt.

VORWORT

Professionelle Erste Hilfe, bis die Notärztin/der Notarzt kommt – dies kann entscheidend für das Fortkommen einer Notfallpatientin bzw. eines Notfallpatienten sein. Häufig ist es eine niedergelassene Ärztin bzw. ein niedergelassener Arzt, die/der unversehens, alleine und nicht entsprechend ausgerüstet mit einer lebensbedrohlich erkrankten oder verletzten Person konfrontiert wird. In diesen ersten Minuten sind notfallmedizinisches Grundwissen und einfache Techniken gefordert. Für notfallmedizinische „High-end"-Versorgung fehlen Zeit, Assistenz, Ausrüstung und manchmal auch eigene Routine, sind doch lebensbedrohliche Notfälle im Alltag niedergelassener Ärztinnen und Ärzte sehr selten.

Nichtsdestoweniger erfordern es unser Berufsverständnis, unser Gewissen, aber auch die Erwartungen der Bevölkerung, dass wir kompetent helfen können. Die aktuelle Qualitätssicherungsverordnung (§ 49 ÄrzteG 1998 – Fassung BGBl. I 61/2010) fordert die in diesem Skriptum vermittelten Kompetenzen als notwendigen Standard für alle niedergelassenen Ärztinnen und Ärzte ein – egal, in welcher Fachrichtung sie tätig sind.

Wir hoffen, mit diesem Ausbildungsangebot den Bedarf an notfallmedizinischen Kenntnissen entsprechend zu stillen, ohne über das Ziel hinauszuschießen. Der Inhalt entspricht den am 25. März 2021 veröffentlichten ERC-Richtlinien.

Dies ist bereits die fünfte Auflage dieser Broschüre – ein Hinweis auf die zielgruppengerechten Inhalte. Das Autorenteam wurde um zwei Kollegen erweitert, die die nächste Auflage im Sinne eines Generationenwechsels übernehmen werden.

Übrigens wurde schon im Jahr 1807 von Johann Heinrich Poppe ein „Allgemeines Rettungsbuch“ verfasst (erschienen im Grazer Verlag J. A. Kienreich), in dem als „Maßnahmen zur Wiederbelebung von Scheintoten“ noch heute gültige Verfahren wie Beatmung, elektrische Schläge und Intubation empfohlen wurden.

Robert Mader

INHALT

DER ERSTE BLICK

Erster Eindruck – Suche nach Lebenszeichen

(ehemals **B**ewusstsein, **A**tmung, **K**reislauf)

„5 second round“

- Vorstellung, Patientin/Patienten ansprechen, berühren, Schmerzreiz setzen
- Evtl. Kopf überstrecken: sehen, hören, fühlen
- Als Ergebnis: → ansprechbare(r)/bewusstlose(r)/Reanimationspatient bzw. -patientin

Die strukturierte Untersuchung der Notfallpatientin bzw. des Notfallpatienten

Das ABC-Schema

A	**Airway** (Atemweg)	Atemwege freimachen, Mundhöhle ausräumen, Absaugen, Esmarch'scher Handgriff
B	**Breathing** (Atmung)	Qualität der Beatmung, Atemmuster, abnorme Atemgeräusche, Hautfarbe
C	**Circulation** (Kreislauf)	Blutungen, Puls, Blutdruck, Hautbeurteilung
D	**Disability** (Neurologie, Bewusstsein)	Neurologische Basisuntersuchung, Pupillen, Meningismus, Halbseitenzeichen, Vigilanz, Orientiertheit, Querschnittszeichen
E	**Exposure**	Überblick über die Gesamtsituation, klinischer Status (Kopf-Fuß)

Das SAMPLE-Schema

Was frage ich jeden Notfallpatienten/jede Notfallpatientin?

S	**Symptoms:**	Beschwerden, wo, seit wann?
A	**Allergy:**	bekannte Allergien?
M	**Medicines:**	welche Medikamente?
P	**Past history:**	Vorerkrankungen?
L	**Last meal:**	Erbrechen/Aspiration möglich?
E	**Environment:**	Umfeld, Auslöser, ist für mich die Situation verständlich erklärbar?

(Nach-) Alarmierung des Notarztsystems

Die Alarmierung des Notarztsystems in Österreich erfolgt über die Notrufnummer 144 bzw. die europäische Notrufnummer 112, jeweils ohne Vorwahl. Wesentlich ist die Bedeutung einer guten Kommunikation zwischen Ersthelfer/Ersthelferin und Leitstelle (Freisprechfunktion nutzen).

Erfahrene Disponenten/Disponentinnen, die die Alarmierung veranlassen, wissen über verfügbare Einsatzmittel Bescheid und entscheiden je nach erhaltenen Informationen über das optimale Transportmittel. Bei komplizierten Transportwegen, schweren Patientinnen/Patienten oder unwegsamen Geländesituationen können durchaus auch andere Einsatzorganisationen mitalarmiert werden (Polizei, Feuerwehr, Bergrettung).

Der/die ersthelfende Arzt/Ärztin sollte die Organisation des Einsatzes nach Möglichkeit delegieren, um der Patientin/dem Patienten lückenlos zur Verfügung zu stehen.

NOTFALLSTANDARD

Der Patient/die Patientin ist **ansprechbar**

- **Lagerung**
- **RR + Leitung**
- **Monitoring**

Notruf 144

Der Patient/die Patientin ist **bewusstlos, mit sicheren Lebenszeichen**

- **Seitenlagerung** (eventuell bei Arztversorgung in Rückenlage Esmarch-Handgriff)
- RR + Leitung + BZ
- Monitoring

Notruf 144

Der Patient/die Patientin ist **reglos, ohne Lebenszeichen**

Notruf 144

- **CPR** (Ärztin/Arzt macht Beatmung)
- Defibrillator möglichst rasch
- weiter CPR
- alle 2 Minuten Defi-Analyse
- eventuell Intubation
- eventuell Leitung + 1 mg (= 10 ml) L-Adrenalin
- alle 4 Minuten 1 mg (= 10 ml) L-Adrenalin

DER NOTFALL IN DER ARZTPRAXIS

Voraussetzungen

Um optimal auf ein solches Ereignis vorbereitet zu sein, ist ein regelmäßiges Notfalltraining mit dem Praxisteam notwendig.

Entsprechend der Qualitätssicherungsverordnung (2023, BGBl 65/22; §8 (2) gelten folgende Voraussetzungen (außer für Praxen, in welchen nur Beratungen durchgeführt werden):

- Abgesehen von der Ärztin/dem Arzt selbst muss mindestens ein in Erster Hilfe versierter Arztassistent bzw. eine in Erster Hilfe versierte Arztassistentin vor Ort sein.
- Die Räumlichkeiten und Einrichtung müssen den „Bedürfnissen" eines Notfallgeschehens angepasst sein. Dazu zählt eine von allen Seiten zugängliche Liege (um die Versorgung einer bewusstlosen Patientin bzw. eines bewusstlosen Patienten zu gewährleisten). Die Notfallausrüstung hat mit wenigen Handgriffen erreichbar zu sein.
- Telefonnummern zur Alarmierung von Notärztin/Notarzt, Polizei und anderen Einsatzorganisationen sind bei jedem Telefon sofort verfügbar zu deponieren.

Ablauf einer Reanimation in der Ordination

Nach Erkennen des Notfalls wird die Patientin/der Patient möglichst rasch in den für Notfälle vorgesehenen Behandlungsraum gebracht bzw. – wenn notwendig – beginnt die Reanimation unverzüglich an Ort und Stelle.

1. Zur Reanimation wird die Patientin/der Patient auf eine harte Unterlage gebettet (wenn nicht anders möglich, auf den Boden, evtl. auch im Warteraum).
2. Möglichst gleichzeitig erfolgt die Alarmierung des Notarztsystems (idealerweise durch die zweite Hilfskraft, sonst durch weitere verfügbare Personen, z.B. Patienten/Patientinnen im Warteraum).
3. In der Zwischenzeit sollte die zweite Hilfskraft oder eine andere kompetente Person etwaige Patientinnen bzw. Patienten aus dem Warteraum bitten.
4. Eine Hilfskraft organisiert unterdessen das Notfallequipment: Beatmungsbeutel, Sauerstoff, Pulsoxymeter, EKG und Defibrillator (soweit vorhanden), Notfallkoffer mit venösem Zugang, Larynxmaske, Medikamente usw.

Als weitere Schritte werden durchgeführt:

- O_2-Inhalation
- EKG (so vorhanden)
- Defibrillatorvorbereitung
- Infusionsvorbereitung und Medikamentenvorbereitung

BLS (= Herzmassage und Beatmung) wird bis zum Eintreffen der Notärztin/des Notarztes weitergeführt (siehe Algorithmus auf Seite 20).

BASIC LIFE SUPPORT

Allgemeines

In der Situation eines plötzlichen Kreislaufstillstandes gibt die sogenannte „chain of survival“ hilfreiche Anhaltspunkte, wie ein sinnvolles Vorgehen ablaufen kann:

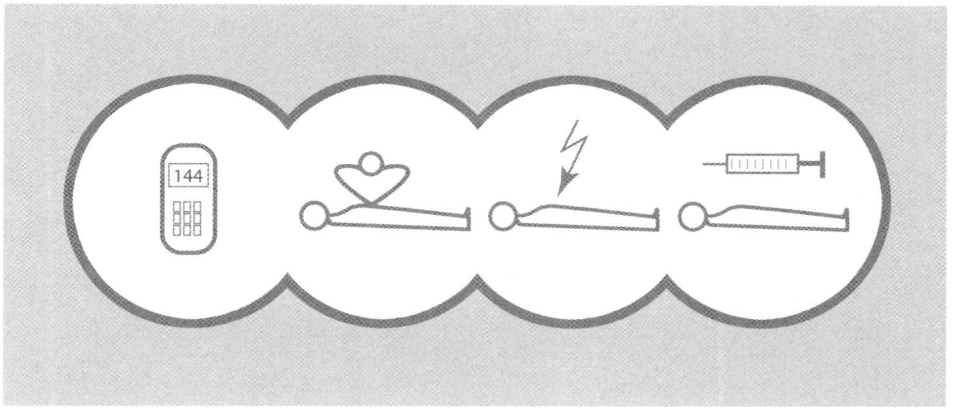

Eine niedergelassene Ärztin bzw. ein niedergelassener Arzt kommt im Wesentlichen mit den ersten drei Gliedern der Kette, der frühzeitigen Alarmierung weiterer qualifizierter Hilfe, der frühzeitigen Reanimation und der Defibrillation, in Berührung, während der „Advanced Cardiac Life Support“ und die Stabilisierung nach dem „ROSC“ („Return Of Spontaneous Circulation“, dem erfolgtem Wiedereinsetzen eines Spontankreislaufes) eher in den Aufgabenbereich des organisierten Rettungs- und Notarztdienstes fällt, da nur hier die notwendigen Gerätschaften (externer Schrittmacher, Perfusoren, Kapnometrie usw.) vorhanden sind.

Algorithmus Basic Life Support mit AED

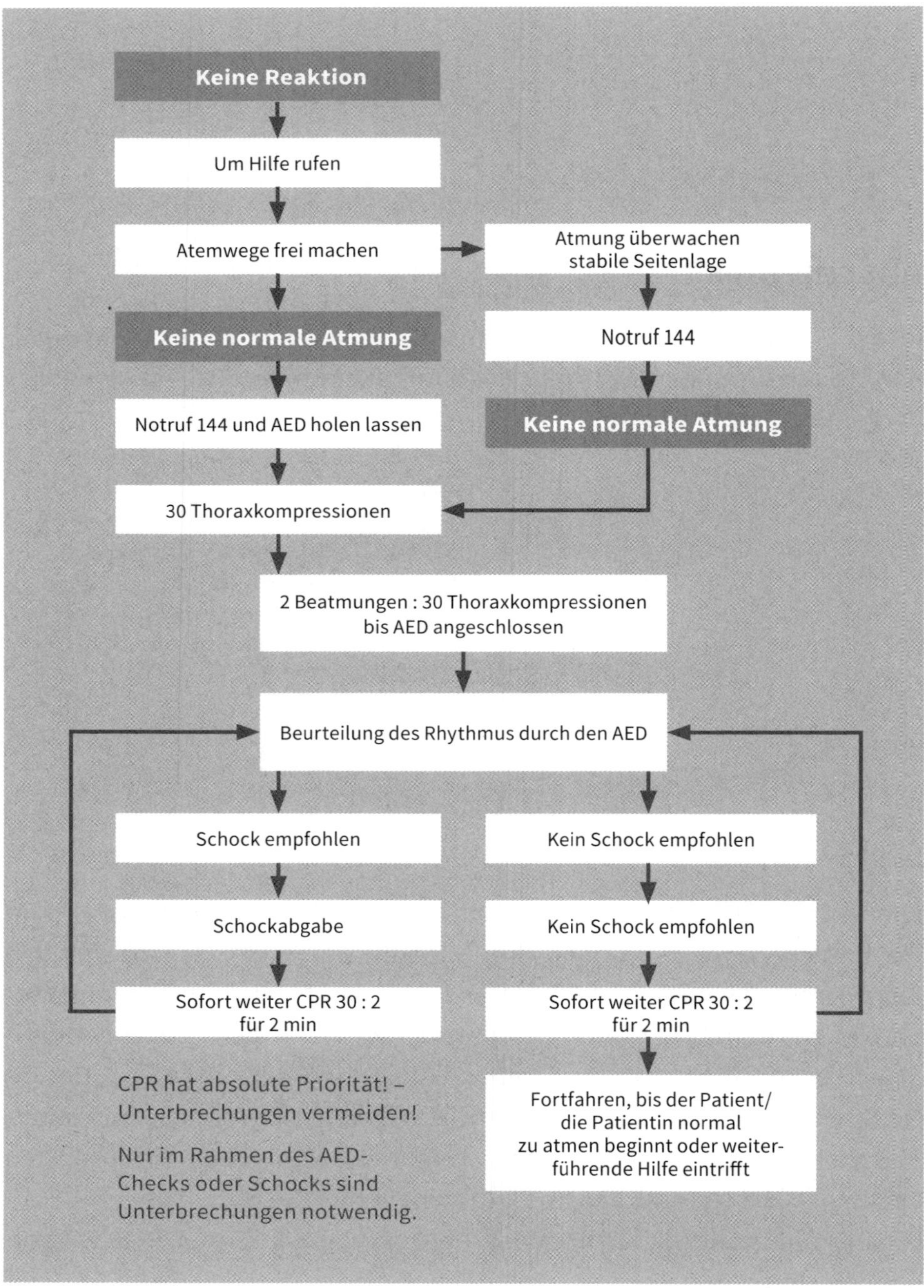

Erkennen – leblose Person

Sprechen Sie die Person laut und deutlich an. Schütteln Sie die Person leicht an der Schulter oder setzen Sie einen vertretbar leichten Schmerzreiz. Zeigt die Person keine adäquate Reaktion („reglose Person"), fahren Sie mit dem BLS-Algorithmus fort.

Um Hilfe rufen

Wenn Personen in der Nähe sind, die Ihnen helfen könnten, rufen Sie diese. An Helfer/Helferinnen können Sie auch den Notruf delegieren.

Atemwege frei machen

Wenn die Atemwege – leicht sichtbar– verlegt sind, beheben Sie nach Möglichkeit die Verlegung.

Bei Erfolg und Einsetzen einer ausreichenden und spontanen Atmung bringen Sie die Patientin/den Patienten in die stabile Seitenlage und verständigen Sie via Notruf (144) weitere professionelle Hilfe (Notärztin/ Notarzt und Rettung). Kontrollieren Sie bis zum Eintreffen der Notärztin/des Notarztes regelmäßig, ob die Atmung weiterhin ausreichend ist. Stellen Sie bei der Patientin/dem Patienten keine adäquate Eigenatmung mehr fest, starten Sie die Maßnahmen der Wiederbelebung mit sofortiger Herzmassage.

30 Thoraxkompressionen

Jede Wiederbelebung beginnt mit 30 kräftigen Thoraxkompressionen mit einer Frequenz von ca. 100/min.

Die Patientin/der Patient muss dabei auf einer festen, nicht komprimierbaren Unterlage liegen, da die Herzdruckmassage anderenfalls sehr ineffektiv sein kann. In den meisten Fällen wird die Patientin/der Patient flach auf den Boden gelegt werden müssen.

Knien Sie sich seitlich neben die Patientin/den Patienten und platzieren Sie den Handballen einer Hand auf der unteren Hälfte des Brustbeines der Patientin/des Patienten. Legen Sie Ihre zweite Hand darüber und greifen Sie mit den Fingern ineinander (Finger verschränken).

Strecken Sie Ihre Arme durch und beginnen Sie mit der Herzdruckmassage. Der Angelpunkt der Bewegung liegt in Ihrer Hüfte.

Der ERC empfiehlt bei einem durchschnittlichen Erwachsenen eine Drucktiefe von 5 bis 6 cm und eine Kompressionsfrequenz von 100/min. Die Brustwand soll zum besseren Rückfluss des Blutes zum Herzen nach jeder Kompression vollständig entlastet werden.

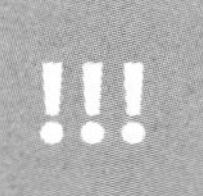

MERKE: Wenn mehrere Helfer/Helferinnen vor Ort sind, sollten sie sich alle zwei bis vier Minuten bei der Herzdruckmassage abwechseln, da nach dieser Zeit ohne Pause nicht mehr adäquat reanimiert werden kann. Die Helfer/Helferinnen wechseln sich so ab, dass möglichst keine Unterbrechung der Herzdruckmassage erfolgt. Bei genügend Helfern/Helferinnen mit entsprechender Kompetenz kann an eine additive Beatmung (Beutel-Maske bzw. Mund-zu-Mund) im Verhältnis 30 : 2 gedacht werden. Die Thoraxkompressionen setzen sofort nach der Inspirationsphase der zweiten Beatmung wieder ein.

Der präkordiale Faustschlag

Wird ein Kammerflimmern am monitorisierten Patienten bzw. der monitorisierten Patientin entdeckt, kann es eventuell in den ersten zehn Sekunden nach Beginn des Kammerflimmerns durch einen präkordialen Faustschlag terminiert werden. Hierzu schlägt man kurz und kräftig mit der geballten Faust aus ungefähr 20–30 cm Höhe auf die untere Hälfte des Brustbeins. Dieses Manöver wird in der Hoffnung durchgeführt, dass die mechanische Energie der Faust am Herzen einen elektrischen Impuls – ähnlich einer Defibrillation – auslöst.

Der präkordiale Faustschlag wird nur empfohlen, wenn der Beginn des Kammerflimmerns am Monitor beobachtet wurde. Zu einem späteren Zeitpunkt sind die Erfolgsaussichten schlecht und ist die dadurch entstehende Zeitverzögerung nicht mehr zu rechtfertigen.

Reanimationszyklus

Innerhalb der ersten zwei bis drei Minuten ist die Beatmung sekundär, das Hauptaugenmerk liegt auf der kontinuierlich durchgeführten Herzdruckmassage, deshalb beginnt auch jede Reanimation mit der Herzmassage. An sich sollte dann die Reanimation im Verhältnis 30 : 2 mit zwei Beatmungen ergänzt werden.

Die Beatmung

Mund-zu-Mund-Beatmung

Stehen keinerlei Hilfsmittel zur Verfügung, ist die Mund-zu-Mund-Beatmung der einzige Weg. Jegliche Beatmung ohne Hilfsmittel (Tubus, supraglottischer Atemweg usw.) erfordert ein effektives Freimachen des beim Menschen etwas komplizierten Atemwegs. Der Vorgang des Beatmens erfolgt folgendermaßen:

Greifen Sie mit einer Hand an den Haaransatz/die Stirn der Patientin/des Patienten. Mit der anderen Hand greifen Sie an das Kinn der Patientin/des Patienten. Überstrecken Sie den Kopf so weit wie möglich nackenwärts. Nun können Sie mit einer Hand von der Stirn auf die Nase der Patientin/des Patienten umgreifen. Verschließen Sie die Nase der Patientin/des Patienten durch Zusammendrücken der Nasenflügel und umschließen Sie mit Ihrem Mund den Mund der Patientin/des Patienten. Blasen Sie nun langsam Luft in den Mund der Patientin/des Patienten. Kontrollieren Sie den Erfolg der Beatmung durch Beobachtung des Patiententhorax, der sich beatmungssynchron heben und senken sollte. Wichtig ist, dass diese Maßnahmen des „Freimachens, -haltens“ des Atemwegs IMMER, d.h. BEI JEDER BEATMUNG, durchgeführt werden müssen!

Beatmung mit Hilfsmitteln

Prinzipiell empfiehlt sich jene Methode, mit der Sie am besten vertraut sind und die Ihnen geläufig ist. Das Wesentliche ist die Erfolgskontrolle – sprich, es muss sich der Brustkorb heben und senken, egal, welches Device Sie verwenden.

Der Beatmungsbeutel

Der wohl nach wie vor am meisten verbreitete und bekannte Weg ist der Beatmungsbeutel. Knien Sie sich hinter den Kopf der Patientin/des Patienten und platzieren Sie die passende Maske (Frauen meist #3, Männer meist #4) des Beatmungsbeutels über Mund und Nase der Patientin/des Patienten. Umfassen Sie die Maske des Beatmungsbeutels hierbei im C-Griff und „ziehen" Sie den Unterkiefer der Patientin/des Patienten mit Ihren Fingern in Richtung Maske – diese muss dicht anliegen.

Betätigen Sie mit der anderen Hand den Beatmungsbeutel, den Sie idealerweise auf Ihren Oberschenkeln auspressen. Kontrollieren Sie den Erfolg der Beatmung daran, ob sich der Patiententhorax beatmungssynchron hebt und senkt. Wenn sich die Patientin/der Patient nicht adäquat mit Beatmungsbeutel und Maske beatmen lässt, überprüfen Sie im Rahmen Ihrer Möglichkeiten die Atemwege (Zunge herausziehen – Kopf auf die Seite drehen – ausräumen – nochmals überstrecken). Ist auch jetzt keine adäquate Beatmung möglich, wechseln Sie sofort zur Mund-zu-Mund-Beatmung (oder zu einer anderen Beatmungsmethode, die Sie beherrschen und erfolgreich durchführen können).

Der supraglottische Atemweg – Larynxmaske, Larynxtubus, I-Gel-Maske

In den 1990er Jahren haben sich im anästhesiologischen Bereich für die Beatmung mehrere supraglottische Atemwegshilfen etabliert, die in den Händen erfahrener Anwender/Anwenderinnen sehr hohe Erfolgsraten aufweisen, keine Intubationsschäden verursachen und prinzipiell „leichter" applizierbar sind. Sie beruhen darauf, dass die Mundhöhle abgedichtet wird und nach dem Prinzip des geringsten Widerstandes bei einer Beatmung Luft in die Lunge gelangt. Der Vorteil des supraglottischen Atemwegs ist die Möglichkeit, problemlos einen Beatmungsbeutel konnektieren zu können. Das Prinzip beinhaltet jedoch auch, dass sich natürlich eine Insufflierung des Magens nicht vermeiden lässt. Somit hat kein supraglottischer Atemweg einen wirklichen Aspirationsschutz, wenngleich die bei manchen Devices vorhandenen Magenentlüftungskanäle zumindest einen Teil des Überdrucks abfangen können. Außerdem erfordern auch alle Devices entsprechende Übung und Erfahrung.

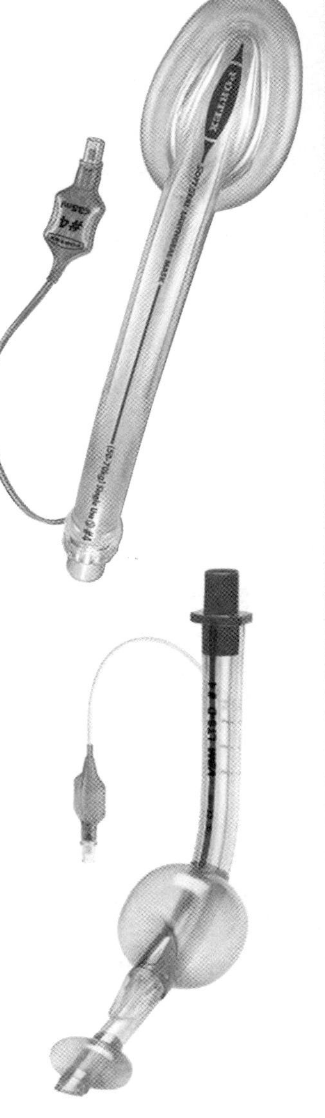

Larynxmaske

In jedem OP-Bereich werden täglich Larynxmasken vor allem bei kurzen Narkosen bzw. Operationen an den Extremitäten angewandt. Diese Technik ist deshalb leicht erlernbar.

Die Larynxmaske wird blind in den Mund eingeführt und bis zu einem leichten Widerstand (= Rachen) vorgeschoben. Nach Aufblasen des Ballons mit einem Druck von 30 mb sollte die Larynxmaske selbstständig den Rachen abdichten.

Larynxtubus

Der Larynxtubus ist das einzige supraglottische Device, welches in Österreich auch für das nichtärztliche Personal zugelassen ist. Dieser ist in ganz Österreich in allen Rettungsmitteln verfügbar und wird von allen Sanitäterinnen und Sanitätern im Rahmen der Reanimation angewandt. Prinzipiell ist der Larynxtubus etwas leichter zu applizieren, die Erfahrungen über 15 Jahre haben jedoch gezeigt, dass nur etwa die Hälfte der Anwendungen auch eine effektive Beatmung ermöglicht hat. Der große Nachteil des Larynxtubus ist, dass dieser im operativen Bereich eine exotische Ausnahme darstellt und deshalb kaum in der Praxis – im täglichen Einsatz – erlernt werden kann.

Einige Studien zeigen zudem, dass die inadäquate Anwendung des Larynxtubus schädliche Auswirkungen haben kann. Diese entstehen vor allem durch ein unkontrolliertes Aufblasen des Cuffs. Der Überdruck im Rachen kann zum Abklemmen der Carotiden führen, es kommt zu einer starken Schwellung des Zungengrundes, was in der Folge zu einer deutlichen Erschwernis bis zur Unmöglichkeit der Intubation führen kann. Außerdem können alle supraglottischen Atemwegshilfen bei falscher Applikation (= zu tief) zu einem Verschluss des Kehlkopfs und damit zur Nichtbeatmung führen.

Die I-Gel-Maske

Dieses Device hat keinen aufblasbaren Cuff, die Abdichtung erfolgt durch Erweichen der Silikonstruktur und Anlegen der Lippen retrograd durch den Beatmungsdruck. Die Dichtigkeit der I-Gel-Maske ist etwas anfälliger, allerdings entfallen zumindest die Gefahren des Abklemmens der Carotiden bzw. Druckauswirkungen auf den Zungengrund.

CAVE: Wesentlich ist die Erfolgskontrolle der Beatmung.

Die Defibrillation

Die Defibrillation ist integraler Bestandteil der Herz-Lungen-Wiederbelebung. Nur durch eine möglichst frühzeitige Defibrillation kann der elektrisch ungeordnete Zustand eines Kammerflimmerns wieder in einen organisierten Rhythmus verwandelt werden. Pro verstrichener

Minute sinkt die Wahrscheinlichkeit, einen organisierten Rhythmus erfolgreich wiederherzustellen, um 10 %. Nachdem der Rettungsdienst ab dem Zeitpunkt der Alarmierung aber – außer in glücklichen Ausnahmefällen – selbst in Ballungszentren kaum unter zehn Minuten bis zum Eintreffen am Ort des Geschehens benötigt, wird die Wichtigkeit des Einsatzes eines Defibrillators durch eine möglichst große Anzahl von Personen, insbesondere auch niedergelassene Ärztinnen und Ärzte, verständlich. Es haben sich heute weitgehend Geräte mit biphasischer Schockabgabe durchgesetzt, da mit dem Wechsel der Stromrichtung während der Defibrillation höhere Konversionsraten von Kammerflimmern erzeugt werden konnten, aber dafür weniger Energie aufgewendet werden muss. Dadurch können diese Geräte auch leichter werden. Trotzdem können monophasische Geräte weiterhin bedenkenlos verwendet werden, sie sind zur Neuanschaffung allerdings kaum mehr erhältlich. Kommt es nach Defibrillation zum Auftreten einer Asystolie, wenn kein Schrittmacherzentrum mit der Erregungsbildung beginnt, gilt dies ebenso als erfolgreich.

Während manuelle Defibrillatoren von der Anwenderin/vom Anwender Kenntnisse in der Rhythmusdiagnostik erfordern (was bei seltenem Gebrauch dieser Methode aufgrund fehlender Routine leicht zu Verzögerungen durch protrahierte Interpretationsversuche führen kann), sind halbautomatische Defibrillatoren sowohl für Laien als auch für ärztliches Fachpersonal gleichermaßen einfach und sicher zu bedienen. Moderne Halbautomaten erkennen dank der weit fortgeschrittenen Interpretationsalgo-

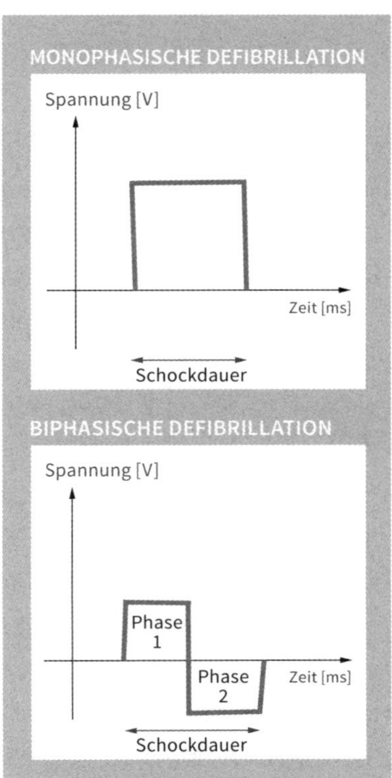

Schema des elektrischen Ablaufs der Defibrillation (monophasisch und biphasisch)

rithmen den elektrischen Zustand des Herzens und geben daraufhin korrekte Anweisungen bezüglich erforderlicher Defibrillation. In Studien wurde sogar unter gewissen Umständen eine höhere Überlebensrate für Patientinnen/Patienten gezeigt, die mit Halbautomaten defibrilliert wurden, im Gegensatz zu jenen, die manuell defibrilliert wurden, da es keine Verzögerungen bei der Interpretation des Rhythmus gab. Aus genannten Gründen empfehlen wir einen (halbautomatischen) Defibrillator für die Ausstattung in einer Ordination.

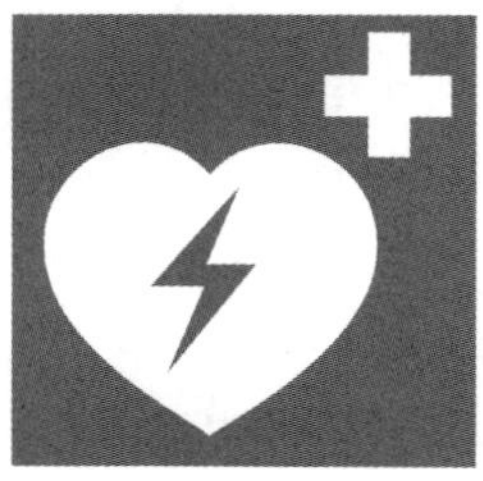

In Rettungsdiensten, Polizeifahrzeugen und unzähligen Institutionen sowie an Orten mit entsprechend hoher Besucherfrequenz (öffentliche Plätze, Flughäfen etc.) stehen halbautomatische Defibrillatoren zur Verfügung. Diese sind mit dem nebenstehenden Zeichen gekennzeichnet.

Zudem gibt es unzählige Apps für Smartphones, die Anwenderinnen und Anwendern einen in der Nähe befindlichen Defibrillator aufzeigen. Das Problem aller dieser Applikationen besteht aber darin, dass diese Defibrillatoren vielfach nur begrenzt erreichbar sein können. Beispiel: Öffnungszeit des Fitness-Centers, in dem sich das Gerät befindet. Auch für Arztpraxen ist das Vorhalten eines Defibrillators je nach Einsatzwahrscheinlichkeit empfehlenswert. Für Gutachterpraxen, Kinderärzte/Kinderärztinnen ist die Bereitstellung nicht erforderlich, bei hausärztlicher Tätigkeit empfohlen, für ergometrierende Internistinnen/Internisten zwingend.

Ablauf der Defibrillation:

Prinzipiell ist bei Bestehen eines Kammerflimmerns eine Defibrillation durchzuführen, sobald ein Defibrillator verfügbar ist. Dieser soll sofort eingeschaltet werden. Die CPR soll, sofern mehr als eine Helferin bzw. ein Helfer anwesend ist, parallel zur Vorbereitung des Defis und der Anlage der Klebeelektroden ununterbrochen fortgeführt werden. Dann folgt man den Anweisungen des Defibrillators und unterbricht die CPR nur während der angekündigten Analysephase bzw. während der Schockabgabe.

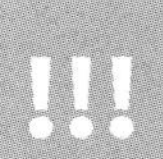

CAVE: Nicht kontrollieren – weiter massieren.

Die Herzdruckmassage ist auch nach der Defibrillation sofort und ohne jegliche Rhythmuskontrolle für ca. zwei Minuten weiterzuführen. Man geht hier davon aus, dass der Herzmuskel nach der Defibrillation einige Zeit braucht, um wieder die optimale Reizleitung herzustellen („Stunning" der Herzmuskulatur). Wird in dieser Zeit die Herzdruckmassage unterbrochen, führt dies unweigerlich wieder zu einer Unterversorgung des Herzmuskels mit Sauerstoff und Substraten. Dies wiederum würde den Erfolg der Defibrillation im schlimmsten Fall zunichtemachen. Außerdem verhindert die Strategie mit einzelnen Schocks weitgehend unnötigen Schaden am Herzmuskel, der mit der Summe der elektrischen Energie und damit mit der Zahl der Defibrillationen korreliert.

ANWENDUNG UND BEDIENUNG

Alle Geräte führen mittels Sprachanweisungen und Diagrammen durch die Reanimation.

Grundsätzlich gilt folgendes Schema:

1. Gerät **einschalten** (entweder durch deutlich gekennzeichneten Knopf oder automatisch durch Öffnen des Gerätedeckels).
2. Oberkörper der Patientin bzw. des Patienten **entkleiden** bzw. Kleidung öffnen.
3. **Elektroden aufkleben.**
4. **Rhythmusanalyse starten** (entweder durch deutlich gekennzeichneten Knopf oder automatisch), die Patientin/der Patient darf hierbei nicht berührt werden.
5. Wenn empfohlen, Schock auslösen (durch deutlich gekennzeichneten Knopf). **Achten Sie darauf, dass niemand die Patientin/**

den Patienten oder leitend mit der Patientin/dem Patienten in Berührung stehende Teile berührt! – LAUTE ANSAGE: ACHTUNG SCHOCK.

6. Nach dem Schock **sofort die Herzdruckmassage** und Beatmung für zwei Minuten fortsetzen.
7. Erst jetzt den Defibrillationserfolg **kontrollieren durch neuerliche Rhythmusanalyse.**

Die Anwendung von manuellen Defibrillatoren

Manuelle Defibrillatoren ermöglichen es der Ärztin/dem Arzt, alle Parameter der Defibrillation einzustellen. Die Anwendung setzt grundsätzlich eine solide Gerätekenntnis voraus. Vor allem aber muss die Anwenderin/der Anwender den Rhythmus direkt am Monitor selbst interpretieren und danach handeln.

Veränderbare Parameter sind:

- Zeitpunkt des Schocks,
- Energie des Schocks,
- SYNC-Modus (R-zackengetriggerter Schock zur Kardioversion),
- eventuell Funktion eines externen transkutanen Herzschrittmachers (Fix Mode/Demand Mode).

Meist sind manuelle Defibrillatoren mit Monitoringeinheiten in einem Gerät verbaut und bieten die folgenden Möglichkeiten:

- Defibrillation,
- Kardioversion,
- Pulsoxymetrie,
- Kapnometrie,
- invasive Druckmessung (IBP, ZVD, ICP),
- EKG.

GRUNDSÄTZLICHE BEDIENUNG BEI MANUELLER DEFIBRILLATION

1. Gerät **einschalten**.
2. Wenn keine Klebeelektroden verwendet werden ➜ **leitfähiges Gel auftragen**.
3. **Elektroden** an der Patientin/am Patienten **platzieren**.
4. **Rhythmusbeurteilung** durch die Anwenderin/den Anwender.
5. Gewünschte **Energie einstellen**.
6. **Laden**
7. **Versichern, dass niemand leitend mit der Patientin/dem Patienten verbunden ist.**
8. **Schock auslösen.**
9. Nach dem Schock **sofort die Herzdruckmassage** und Beatmung für zwei Minuten fortsetzen.
10. Erst jetzt den Defibrillationserfolg **kontrollieren**.

Die einzelnen Geräte sind in ihrer Bedienung unterschiedlich. Jede Anwenderin/jeder Anwender muss „ihr"/„sein" Gerät kennen und sicher bedienen können.

Die medikamentöse Therapie beim Herz-Kreislauf-Stillstand

Der überwiegende Teil der erfolgreichen Reanimationen erfolgt aufgrund der sofort durchgeführten Herzdruckmassage und die frühzeitige Defibrillation. Die medikamentöse Therapie reduziert sich auf die Gabe von

1 mg Adrenalin alle 3–5 min.

Diese Empfehlung beruht vor allem auf der relativ einheitlichen Expertenmeinung, eine auf prospektiven Studien gestützte Evidenz gibt es nicht. Es ist jedoch unumstritten und wird auch von unzähligen Intensiv-

und Notfallmedizinerinnen und -medizinern vertreten, dass Adrenalin die Herzaktivität nachweislich fördert und stimuliert. Im Rahmen einer Reanimation kann auch der intraossäre Zugang versucht werden, wenn sich eine Venenpunktion als unmöglich erweist.

Zusätzliche Medikamente wie Antiarrhythmika, eine Thrombolyse, Puffertherapie oder auch eine Sedierung liegen in der ärztlichen Entscheidung.

Regel zur Beendigung einer Reanimation

Wenn trotz voll ausgeschöpfter Maßnahmen kein spontaner effektiver Kreislauf einsetzt (return of spontaneous circulation – ROSC), kann die Reanimation nach 30 min ruhigen Gewissens beendet werden. Ein sehr wichtiges Kriterium, welches im Laufe der CPR abgefragt werden kann, ist, ob der Kreislaufstillstand beobachtet wurde und Ersthelferinnen/Ersthelfer frühzeitig mit der Reanimation begonnen haben.

In speziellen Fällen – bei beobachtetem Herz-Kreislauf-Stillstand und Zeichen einer Hirnfunktion (enge Pupillen, Ansätze zur Spontanatmung bei laufender Herzmassage) – kann ein Transport unter laufender (maschineller) Herzmassage zur HLM (Herz-Lungen-Maschine) bzw. zum Herzkatheter indiziert sein. Die Beurteilung obliegt natürlich auch der ärztlichen Erfahrung. Eine weitere Entscheidungshilfe über das Vorliegen potentiell reversibler Ursachen (Pneumothorax, Herzbeuteltamponade, PEA usw.), speziell bei der pulslosen elektrischen Aktivität (PEA), stellt der Ultraschall (Notfallsechokardiographie) dar, der mittlerweile auf fast allen Notarztmitteln zur Verfügung steht.

AKUTER THORAXSCHMERZ

Plötzlich auftretende Schmerzen im Thorax können vielerlei Ursachen haben und sind häufig Grund für die Alarmierung. Rasche Hilfe tut jedenfalls not, sei es, um bei gefährlichen Verläufen kurzfristig intervenieren oder in harmloseren Fällen die verängstigte Patientin bzw. den verängstigten Patienten beruhigen zu können. (Auch als Alarmierte bzw. Alarmierter möchte man ja schnell Gewissheit haben.) Ca. 30 % aller Notarzteinsätze werden durch das Leitsymptom „Akuter Thoraxschmerz“ ausgelöst.

Mögliche Ursachen:

- akutes Koronarsyndrom (ACS),
- Angina-pectoris-Anfall,
- Myokardinfarkt (STEMI = ST elevating myocardial infarction bzw. Non-STEMI),
- Pulmonalarterienembolie,
- Aneurysma der Aorta,
- Pneumothorax,
- Pneumonie,
- skelettale und neurologische Ursachen,
- Disco-, Radikulopathien; st. p. Thoraxtrauma, Herpes Zoster.

ACS

Indizien für ein akutes koronares Syndrom (ACS) sind anhaltende massive Schmerzen, die in Hals, Unterkiefer, linke Schulter, Rücken, Thorax und Abdomen ausstrahlen können. Zusätzliche vegetative Symptome

(Übelkeit, Schweißausbruch, Todesangst usw.) verstärken den Verdacht auf ein ACS.

Koronare Durchblutungsstörungen beruhen auf Stenosen der Koronararterien, die die Blutversorgung einzelner Myokardabschnitte teilweise oder vollkommen unterbrechen. Bestehende Stenosen können durch Koronarspasmen oder Plaquerupturen mit folgender Thrombosierung zum teilweisen oder kompletten Verschluss einer Arterie führen.

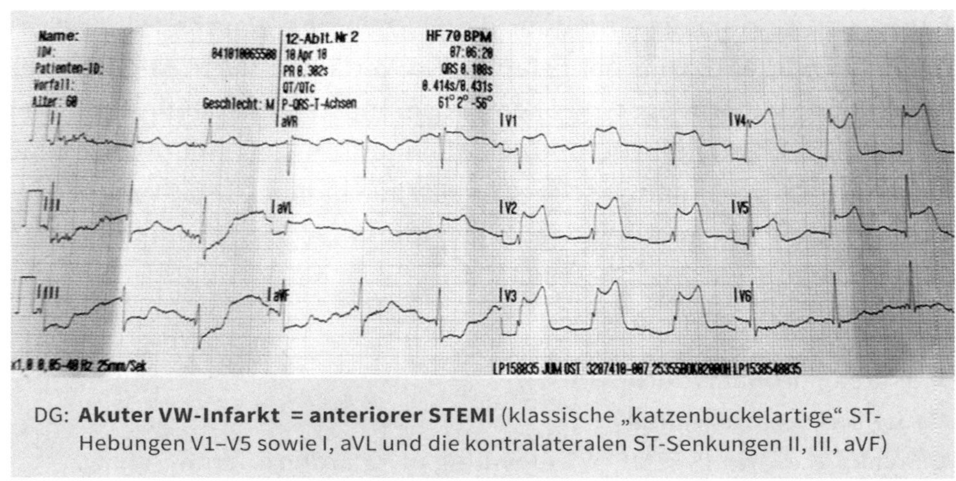

DG: **Akuter VW-Infarkt = anteriorer STEMI** (klassische „katzenbuckelartige“ ST-Hebungen V1–V5 sowie I, aVL und die kontralateralen ST-Senkungen II, III, aVF)

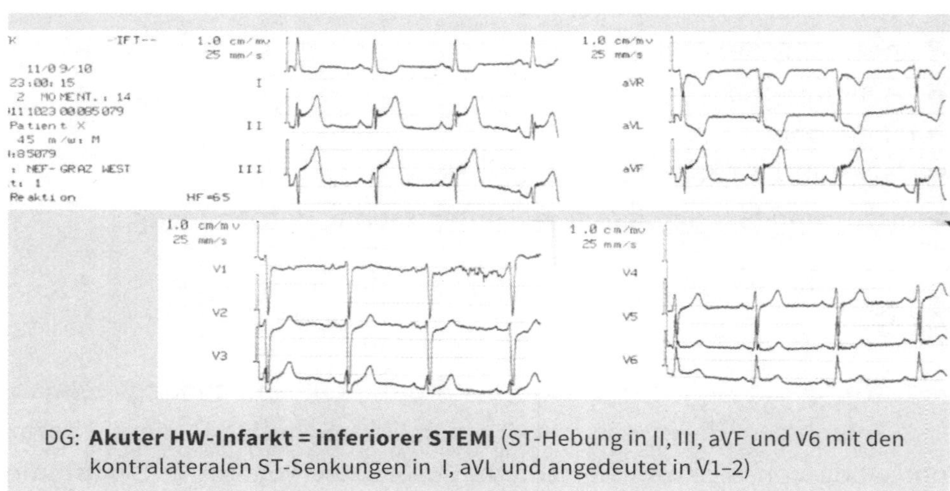

DG: **Akuter HW-Infarkt = inferiorer STEMI** (ST-Hebung in II, III, aVF und V6 mit den kontralateralen ST-Senkungen in I, aVL und angedeutet in V1–2)

Abhängig von der Größe und Lokalisation der Ischämieregion im Herzmuskel und eventueller Vorschädigungen desselben kann sich die Symptomatik von leichter Einschränkung der Pumpfunktion bis zum Herz-Kreislauf-Versagen darstellen.

Die Pulmonalembolie (PAE)

Eine Pulmonalembolie ist präklinisch kaum vom ACS zu unterscheiden, die Erstmaßnahmen entsprechen anfangs jenen des ACS.

Die akute PAE ist die Einschwemmung thrombotischen Materials, meist auf dem Boden einer Thrombose der tiefen Bein- und Beckenvenen, das durch verschiedene Vorgänge (morgendliches Aufstehen, Defäkation, plötzliche körperliche Anstrengung, postoperativ etc.) abgelöst wird und in die pulmonale Strombahn gelangt. Die Folgen sind sowohl eine kombinierte Gasaustauschstörung durch die Nichtperfusion des befallenen Lungenabschnitts als auch die Ausbildung eines pulmonalen Shunts durch die „Hyperperfusion" der Restlunge. Aus kardialer Sicht erfolgen bei einer ausgeprägten PAE eine plötzliche Rechtsherzbelastung durch akute Querschnittsverminderung und ein relativer Volumenmangel im linken Herzanteil mit Ausbildung eines schweren Schocks. Dieser Vorgang verläuft häufig schubförmig. Eine beweisende präklinische Diagnostik ist nicht möglich, weshalb die PAE oft nicht erkannt oder fehldiagnostiziert wird. Aus diesem Grund ist die Anamnese bezüglich vorangegangener Bettlägerigkeit, Operationen etc. und Risikofaktoren (Malignome, Antibabypille, Nikotinabusus, Adipositas, Schwangerschaft etc.) von großer Bedeutung. Typischerweise ist die rechte Art. pulmonalis betroffen und nicht selten kommt es zu einem fulminanten Verlauf bis hin zum kardiogenen Schock. Kleinere Lungenembolien hingegen bleiben meist asymptomatisch.

Symptomatik

Bei ausgeprägter PAE leidet die Patientin/der Patient an akuter Atemnot, begleitet von atemabhängigen Schmerzen im Thorax (meist eher rechtsseitig) und je nach Ausprägung an Zeichen des kardiogenen Schocks. Die Suche nach Thrombosezeichen sollte nicht außer Acht gelassen werden, da nur ca. ¼ aller TVT vor Auftreten der Embolie symptomatisch werden.

Diagnostik

Falls ein portables EKG zur Verfügung stehen sollte, kann in ca. 50 % der Fälle ein Hinweis auf eine akute Rechtsherzbelastung gefunden werden, wie SIQ-III-Typ oder SI-SII-SIII-Typ als Lagetyp, eine pulmonale oder eine R/S-Umschlagverschiebung nach links. Von großem Vorteil wäre der Vergleich zu einem früheren EKG, was in der Praxis aber nur selten möglich ist.

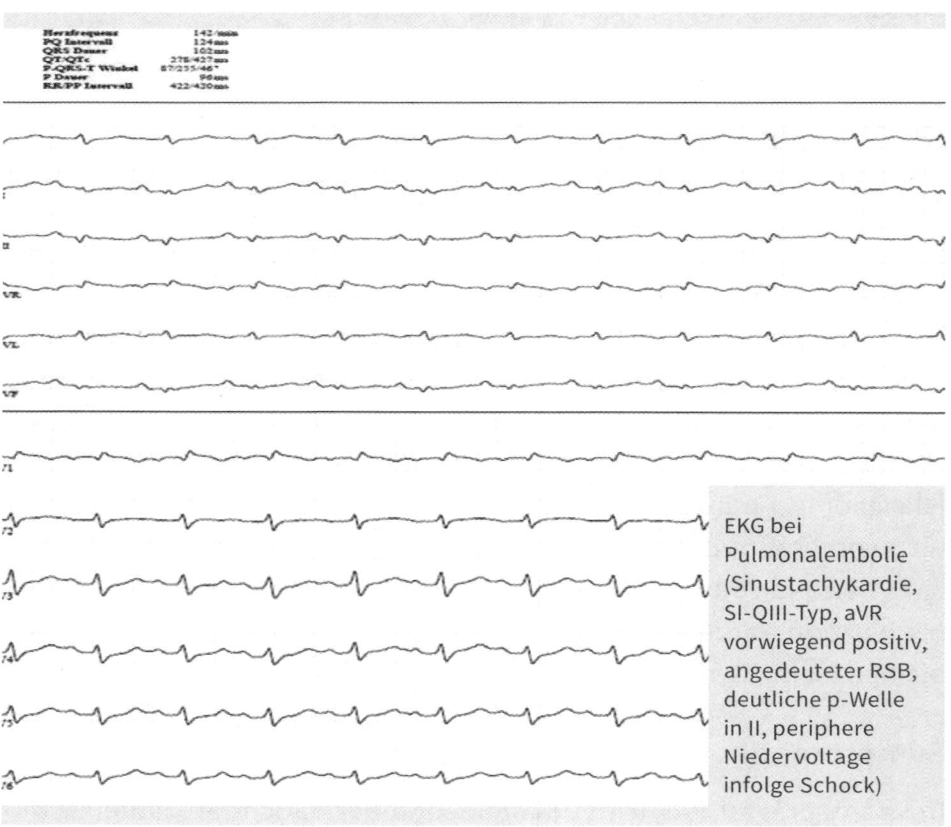

EKG bei Pulmonalembolie (Sinustachykardie, SI-QIII-Typ, aVR vorwiegend positiv, angedeuteter RSB, deutliche p-Welle in II, periphere Niedervoltage infolge Schock)

Diagnostik und Erstversorgung bei Thoraxschmerz

Nach Eintreffen erfolgt eine Anamneseerhebung, wesentlich für die weitere Versorgung ist die Dauer der Beschwerden. So nicht schon erfolgt, ist unverzüglich notärztliche Unterstützung anzufordern!

Sollte der Patient/die Patientin nicht schon selbst die günstigste halbsitzende Lagerung (Oberkörper 45–60° aufgerichtet) eingenommen haben, wird er/sie dazu veranlasst, jegliche körperliche Belastung muss unbedingt vermieden werden! Möglichst kurzfristig sollte die Pulsoxymetrie zur groben Orientierung über die Puls-, Atem- und Kreislaufsituation durchgeführt und O_2 über eine Nasenbrille oder Maske mit 4–6 l/min angeboten werden. (Die Pulsoxymeter können bei Zentralisation bzw. lackierten Fingernägeln keine oder falsche Werte angeben!)

Dann erst erfolgt die weitere Diagnostik:

Monitoring: RR messen, RR-Gerät angelegt lassen, EKG (Notfallgeräte zur Rhythmusdiagnostik), Pulsoxymetrie.

Therapie (Thoraxschmerz)

Bei Vorliegen eines STEMI ist der Patient/die Patientin innerhalb von 90 min einer PCI zuzuführen. Die PCI (perkutane koronare Intervention) ist der Meilenstein in der Therapie des Herzinfarkts und ermöglicht in optimalen Fällen eine Restitutio ad integrum. Am Notfallort reduzieren sich die Maßnahmen auf eine symptomatische Therapie.

Bei RR syst. > 120: 2 Hübe Nitrolingual verabreichen, venösen Zugang legen, bei klarem Bewusstsein 500 mg ASS oral bzw. intravenös 250 mg ASS.

Bei starken Schmerzen und Angstgefühlen: Analgosedierung mit Midazolam 2–3 mg + Fentanyl 0,05–0,1 mg i.v.

Für die generelle präklinische Betablockergabe gibt es keine Empfehlung, die Indikation wird der erfahrenen Notärztin/dem erfahrenen Notarzt überlassen werden.

Um notärztliche oder klinische Maßnahmen nicht zu präjudizieren, dürfen keine i.m. Injektionen verabreicht werden. Die Anwendung neuer Antikoagulantia, Thrombozytenaggregationshemmer, Heparin oder Thrombolyse ist der Notärztin/dem Notarzt meist in Rücksprache mit der Herzkatheterabteilung vorbehalten. Im Verlauf der Übergabe an das Notarztteam ist eine genaue Protokollierung der getroffenen Maßnahmen notwendig.

Ab dem Zeitpunkt des Koronargefäßverschlusses gehen unwiederbringlich Herzmuskelzellen zugrunde, nach ca. 90 Minuten sind diese im Ischämiegebiet verloren.

Das Aneurysma dissecans der Aorta

Ein Aneurysma dissecans ist eine durch einen Intimaeinriss in einer Arterie ausgelöste Wühlblutung zwischen Intima und Media – je nach Lokalisation und Ausmaß des daraus folgenden Gefäßverschlusses treten peripher davon entsprechende Minderperfusionssymptome auf. Akut lebensbedrohend sind diese Einrisse in der Aorta.

Risikofaktoren sind fortgeschrittenes Alter, männliches Geschlecht, Hypertonie, Arteriosklerose sowie auch für jüngere Personen belastend das Ehlers-Dahnlos- und das Marfan-Syndrom.

Symptomatik

Ist die Aorta ascendens betroffen (ca. ⅔ der Fälle – Typ Stanford A), treten akut reißende Schmerzen retrosternal auf, die Komplikationen können eine Herzbeuteltamponade, Koronararterienverschluss, apoplektische Insulte durch A.-brachiocephalica- oder A.-carotis-communis-Verschluss sein. Bei einem disseziierenden Aneurysma der Aorta descendens (ca. ⅓ der Fälle – Typ Stanford B) verspürt die Patientin/der Patient die massiven Schmerzen eher in den Rücken und ins Abdomen ausstrahlend.

Diagnostik und Erstversorgung

Aus der Anamnese begründet sich der Verdacht. Treten bei einer Patientin/einem Patienten massive retrosternale Schmerzen zusammen mit neurologischer Symptomatik auf, sollten die Alarmglocken läuten! Eine RR-Messung an beiden Armen kann deutlich unterschiedliche Werte ergeben, sonst stehen der Erstversorgerin/dem Erstversorger keine beweisenden Indizien zur Verfügung.

Nach Immobilisierung muss ein dringender Transport – möglichst mit Hubschrauber – in eine gefäß- bzw. herzchirurgische Abteilung organisiert werden. Die erstversorgende Ärztin bzw. der erstversorgende Arzt soll einen venösen Zugang schaffen, der meist erhöhte Blutdruck soll bei max. 110 mmHg systolisch gehalten werden. Bei Bewusstlosigkeit Lagerung in stabiler Seitenlage, O_2 über Maske je nach Bedarf.

	MCI	PAE	ANEURYSMA DISSECANS
Anamnese	vorangegangene AP-Symptomatik, Auftreten nach psychischer oder physischer Anstrengung	Status post Bettlägrigkeit, Thrombose, OP	meist plötzliches, unerwartetes Auftreten
Symptomatik	Lang anhaltender Thoraxschmerz, eventuell mit Ausstrahlung, Todesangst, vagale Reaktion	Plötzliche stechende Schmerzen v.a. bei Inspiration, Dyspnoe, Tachypnoe, Tachykardie, Zyanose, Hypotonie, gestauten Halsvenen, Hämoptoe	Massive zerreißende/schneidende „wandernde“ Schmerzen mit Ausstrahlung in Rücken (Beine und Nacken), eventuell Puls/RR-Differenz zwischen beiden Armen (Typ A)

(Spannungs-)Pneumothorax

Symptomatik

Akuter Thoraxschmerz kann auch durch das Eindringen von Luft in den Pleuraspalt ausgelöst werden. Diese Schmerzen treten plötzlich auf, sind eher dumpf, atemabhängig und werden von mehr oder weniger Atemnot begleitet. Ein Spannungspneumothorax entsteht durch eine Ventilfunktion des Lecks in der Lunge und führt durch zunehmende Kompression eines Lungenflügels und durch Verschiebung des Mediastinums zum Abknicken der herzzuführenden Gefäße (V. cava inf. und sup.) und dem Überdruck im Thorax zur Einflussstauung und relativen Volumenmangelschock. Auslöser können starker Husten oder ein Thoraxtrauma sein, die Beschwerden können aber auch spontan unergründbar auftreten. Eine Herzmassage bei COPD-Patientinnen/-Patienten ist sehr oft mit einem Pneumothorax verbunden.

Diagnostik

Bei der Auskultation findet man ein einseitig abgeschwächtes bis fehlendes Atemgeräusch, perkutorisch jedoch tympanitischen Klopfschall. Auffallen kann eventuell eine obere Einflussstauung mit geschwollenen Halsvenen. Bei Verdacht auf einen Pneumothorax ist heutzutage die Ultraschalldiagnostik sehr hilfreich. Fehlende Lungenverschiebezeichen, evtl. ein „lung point" bzw. das „Bar-Code-Sign" im M-Mode sind praktisch beweisend für einen Pneumothorax.

Therapie

Bei stabiler Atem- und Kreislaufsituation ist die Patientin/der Patient mit ärztlicher Begleitung ins nächste Krankenhaus bringen, bei zunehmender Verschlechterung des Allgemeinzustands besteht der Verdacht auf einen Spannungspneu. Solange die Patientin/der Patient selbst atmet, erfolgt die „Schockbehandlung" mit massiver Flüssigkeitsgabe bzw. Einsatz von kreislaufwirksamen Medikamenten. Wird die Patientin/der

Patient beatmet, muss der Pneumothorax „entlastet", d.h. die Luft zwischen Pleura visceralis und parietalis abgelassen werden.

Die notfallmäßige Entlastung eines Spannungspneumothorax bei beatmeter Patientin/beim beatmeten Patienten

Die Thoraxpunktion

Auf der betroffenen Seite im 5. ICR in der vorderen Axillarlinie am Oberrand der 6. Rippe wird der Pleuraraum mit einer möglichst großlumigen Venenverweilkanüle punktiert und es kann so die Luft abgelassen werden. Diese Maßnahme ist jedoch nicht unumstritten, da nur vorübergehend wirksam, man kann davon ausgehen, dass innerhalb weniger Minuten der Spannungspneumothorax wieder auftritt und durch eine Thorakozentese zu ersetzen ist.

Die digitale Thorakozentese

Die „Eintrittspforte" ist identisch, wie bei der Thoraxpunktion. Auf der 6. Rippe wird ein etwa 3 cm langer Hautschnitt durchgeführt und danach bohrt der Zeigefinger im 5. ICR ein Loch in die Thoraxwand, bis die Pleurahöhle eröffnet ist, was man durch einen Widerstandsverlust spürt und bemerkt. Dieses Loch wird danach am besten mit einem Endotrachealtubus (> 7 mm Innendurchmesser) offengehalten. Eine beatmete Patientin bzw. ein beatmeter Patient benötigt keinen Sog am entlastenden Tubus.

SCHOCK

Definition

Schock bedeutet eine generelle Minderperfusion des Gewebes mit Kumulation von giftigen Stoffwechselprodukten, welche die Selbstrehabilitation des Körpers überfordert und in einem Teufelskreis ohne fremde Hilfe zum Multiorganversagen und zum Tod führt.

Gemeinsame typische Zeichen eines Schockzustandes sind Blutdruckabfall und Pulsbeschleunigung (Ausnahme: kardiogener Schock aufgrund extremer Bradykardie, z.B. Kammerersatzrhythmus). Ein grober Anhaltspunkt ist der „Schockindex“: RR syst./Puls, ein Quotient kleiner als 1 gilt als Schockzeichen. Man muss jedoch einschränken, dass in der Frühphase des Schocks durch endogene Sympathikusstimulation der Blutdruck noch hochgehalten wird, womit der primäre Schockindex noch nicht zeichnet. Kommt es jedoch konsekutiv zum Absinken des RR (< 100 mmHg syst.) und zusätzlich zu neurologischen und psychischen Symptomen (Desorientiertheit, Schmerzunempfindlichkeit, Dissimulation, Unruhe), so gelten diese als Alarmsignal für einen Schock und sollten nicht mit anderen Krankheitsbildern verwechselt werden. Die Diagnose „Schock“ kann im Rettungsdienst fast nur klinisch gestellt werden: Das klassische Bild ist die blasse, kaltschweißige, marmorierte Haut durch Zentralisation. Beweisend wäre laborchemisch ein erhöhtes Laktat bzw. eine metabolische (Laktat-) Azidose.

Der Schock kann anfangs durch körpereigene Mechanismen kompensiert werden und wird oft unterschätzt, was bei entsprechendem Verdacht eine genaue Beobachtung und Verlaufskontrolle der/des Verletzten bzw. Schwerkranken unerlässlich macht.

Jeder Schock hat prinzipiell Transportpriorität. Mit Ausnahme des allergischen Schocks ist eigentlich keine einzige Schockursache präklinisch behebbar und erfordert immer eine akute, spezialisierte Intervention (chirurgische Versorgung, interventionelle Radiologie, PCI usw.). In der Abwägung des „Stay and Play“ am Notfallort kann man sagen, dass alle sinnvollen Maßnahmen, die innerhalb von 20 Minuten am Notfallort gelingen, positiv für die Patientin bzw. den Patienten sind. Ist sogar das Legen eines venösen Zugangs in diesem Zeitrahmen nicht möglich, ist ein rascher Transport noch immer besser als das regelrechte „Erzwingen“ einer präklinischen Therapie zum Preis des Zeitverlusts.

Die Therapie zielt auf die Beherrschung der Grunderkrankung und deren Symptome ab:

Als Alleinversorger/Alleinversorgerin soll man unmittelbar eine Unterstützung durch das Notarztsystem anfordern, dann jedenfalls einen bis mehrere venöse Zugänge mit möglichst großlumigen Venenkathetern legen, O_2-Inhalation anbieten, die Patientin bzw. den Patienten entsprechend lagern (siehe Kapitel Lagerungen, Seite 56 ff.) und für ein ruhiges Umfeld sorgen. Vielfältige Ursachen kommen infrage:

Kardiogener Schock
(durch Pumpfunktionsverlust des Herzens)

Ausgelöst durch

- Myokardinfarkt,
- Myokarditis,
- Pulmonalarterienembolie,
- Herzklappenprolaps,
- Herzbeuteltamponade.

Beim reinen Vorwärtsversagen bietet die Patientin/der Patient das klinische Bild des Schocks, aber (noch) keine Zeichen der Lungenstauung.

Kommt es auch zum Rückwärtsversagen, ist das typische Symptom ein Lungenödem. Die Diagnostik entspricht dem Notfallcheck: Überprüfung der Vitalfunktionen, RR-Kontrolle und das Anlegen eines EKG, nach Möglichkeit 12-Kanal-EKG.

Therapie

Die Prognose des kardiogenen Schocks ist nach wie vor äußerst schlecht und erfordert im Regelfall hochinvasive intensivmedizinische Maßnahmen (PCI, Ballonpumpe, Katecholamintherapie), die großteils nur innerklinisch verfügbar sind. Womit bei diesen Patientinnen bzw. Patienten auf jeden Fall Transportpriorität besteht.

Maßnahmen vor Ort sind demnach sehr eingeschränkt und nur dann zielführend, wenn ein Transport nicht verzögert wird. Beim reinen Rückwärtsversagen (Lungenödem) sollte das Herz entlastet werden, d.h. Lagerung mit angehobenem Oberkörper, eventuell Diurese forcieren (Furosemid 40–80 mg i.v.), Analgosedierung (z.B. Fentanyl 1–2 ml fraktioniert i.v.), O_2-Inhalation.

Beim Vorwärtsversagen kann unter kontinuierlicher Blutdruckkontrolle der Versuch einer Volumengabe mit max. 500 ml ELOMEL isoton gestartet werden. Bei sehr langem Transportweg (> 90 min vom Beginn der Symptomatik bis ins KH) und gesicherter Infarktdiagnose (= STEMI) ist nach Rücksprache mit dem Zielkrankenhaus die präklinische Lyse durch die Notärztin/den Notarzt in Erwägung zu ziehen. Bei Bewusstlosigkeit sind die Atemwege während des Transportes zu sichern, bei Atemstillstand die Beatmung über einen supraglottischen Atemweg (z.B. Larynxmaske, Larynxtubus) bzw. Beatmungsmaske und bei bereits bestehendem Herz-Kreislauf-Stillstand die entsprechenden Reanimationsmaßnahmen durchzuführen.

Hypovolämischer Schock

Der hypovolämische Schock ist der Verlust des intravasalen Volumens und entsteht durch Blutverlust (Trauma, innere Blutungen, z.B. Aneurysmaruptur) bzw. durch Exsikkose bei Diarrhoe, extremes Schwitzen, Hitzschlag usw.

Diagnostik

Die Diagnostik basiert auf genauer Anamnese, Bewertung des Verletzungsmusters und die klinische Beurteilung durch die Zeichen der Haut (Blässe; kalter, klebriger Schweiß; Marmorierung). Der Notfallcheck und das Basismonitoring (Pulsoxymetrie, 4-Pkt.-EKG, RR-Messung) ergeben dann den aktuellen Status.

Therapie

Die Erstmaßnahme bei Blutungen besteht selbstverständlich darin, diese möglichst rasch zu stillen (siehe Kapitel Blutstillung, Seite 52 ff.). Das Ziel der Schocktherapie ist es, eine Normovolämie wiederherzustellen.

Die schnellste Akutmaßnahme ist die „Schocklagerung" mit angehobenen Beinen. Bestehen präklinisch unstillbare Blutungen (innere Verletzungen, gastrointestinale Blutungen), besteht aufgrund der Behandlungsunmöglichkeit wiederum Transportpriorität.

Das Legen großvolumiger Venenkanülen erleichtert auch die Weiterversorgung im KH. Diese Patienten bzw. Patientinnen benötigen auf jeden Fall Flüssigkeitsersatz, dieser soll derart verabreicht werden, dass ein niedrignormaler Blutdruck erreicht wird. Blutdruckwerte von 80 mmHg systolisch sind für die (meist jungen) Unfallopfer ausreichend und reduzieren auch den Verlust von Blut und Plasma aus den Wunden (= permissive Hypotension). Die Infusion der Wahl ist heute eine isotone Lösung (z.B. ELO-MEL isoton), die keine größeren Nebenwirkungen aufweist. Auch der Glaube, dass kolloidale Lösungen ein Mehrfaches an Volumeneffekt bringen, hat sich als Irrtum herausgestellt, weshalb sich die isotonen Lösungen – abseits der Gabe von Ery-Konzentraten – auch im Krankenhaus als Standard etabliert haben.

Bekannterweise begünstigt ein schwerer Schock eine Unterkühlung, was infolge der reduzierten Produktion von Gerinnungsfaktoren durch die Leber die Blutung verstärkt. Aus diesem Grund sollte die Patientin bzw. der Patient vor Auskühlung geschützt werden.

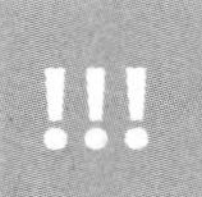

CAVE: Transportpriorität.

Anaphylaktische Reaktion

Diese wird durch eine allergische IGE-Typ1-Reaktion mit massiver Histamin-, Zytokin-, Leukotrienfreisetzung vermittelt. Diese Reaktion kann in Sekunden bis Stunden ablaufen, je nach individueller allergischer Disposition der Patientin/des Patienten, daher ist eine Überwachung der Patientin/des Patienten auch nach kurzfristig erfolgreicher Therapie unerlässlich. Auslöser können Nahrungsmittel (v.a. Nüsse, Meeresfrüchte), Medikamente (Kontrastmittel, Penicillin ...), Kosmetika, Insektengifte, Tierhaare usw. sein. Häufig ist den Betroffenen der Auslösemechanismus bekannt.

Es sind verschiedene Ausprägungen möglich:

- lokal begrenzte Hautreaktion mit Juckreiz,
- leichte Allgemeinreaktion (Flush, Urtikaria), Schleimhautreaktionen, Allgemeinreaktion (Unruhe, Kopfschmerz), Kreislaufdysregulation, Luftnot, Stuhl und Urindrang,
- Bronchospasmus, Dyspnoe, Bewusstseinseintrübung, Atem- und Kreislaufstillstand.

Therapie

Allgemeine Maßnahmen:

- Antigen (nach Möglichkeit) entfernen (Bienenstachel, Röntgenkontrastmittel, antibiotische Infusion usw.),
- Antihistaminikum,
- isotone Kochsalzlösung.

Bei Hautreaktionen:

- oral Glukokortikoid (z.B. Betnesol-Brause) + Antihistaminikum.

Bei Allgemeinreaktionen:

- H1-Antagonisten (Fenistil 1 Amp.) + Prednisolon (Solu Dacortin 250 mg i.v.).

Bei pulmonalen Symptomen (Bronchospasmus):

- H1-Antagonisten (Fenavent 1 Amp. 4 ml) + Prednisolon (Solu Dacortin 250 mg i.v.) + Beta-2-Mimetika (z.B. Sultanol) zur Inhalation.
- Bei pulmonalen Symptomen wird auch bereits Adrenalin i.m. empfohlen (0,3 mg EpiPen bzw. 0,3–0,5 mg L-Adrenalin spritzfertig (3–5ml)).
- Hydrokortison: 250 mg i.v. (Prednisolut).

Bei Schock: (Kreislaufdysregulation)

- Schocklagerung (Beine hoch),
- großlumige venöse Zugänge,
- H1-Antagonisten (Fenistil),
- Hydrokortison 250 mg i.v. (Prednisolut),
- kristalloider Volumenersatz,
- zusätzlich Adrenalin i.m. (0,3 mg EpiPen bzw. 0,3–0,5 mg L-Adrenalin spritzfertig (3–5 ml)).

Im Falle des Herz-Kreislauf-Stillstandes sind unverzüglich Reanimationsmaßnahmen nach den aktuell gültigen Richtlinien einzuleiten. Dazu kann auch Kortison und Volumengabe als Begleittherapie von Vorteil sein.

Toxischer, septischer Schock

Ein septischer bzw. toxischer Schock ist außerhalb des Krankenhauses eher selten, kann aber trotzdem vorkommen. Auslöser sind meist Infekte größerer Hohlorgane wie Peritoneum oder Nierenbecken, großer Gelenke, septischer Abort, Pyometra, nekrotisierende Fasciitis, Meningitis, Influenzainfektion usw. Diese Schockform ist durch eine akute Gefäßerweiterung gekennzeichnet, was durch Erhöhung der Gefäßpermeabilität zum massiven Blutdruckabfall und zum Volumenmangel führt. Zusätzlich kommt es zu Gerinnungsstörungen und direkter toxischer Schädigung von Organen.

Therapie

Die therapeutischen Möglichkeiten beschränken sich für die Ersthelferin/den Ersthelfer auf O_2-Gabe, das Legen von Venenzugängen und Volumengabe. Der Selbstschutz soll bei infektiösen Auslösern nicht übersehen werden. Es kann versucht werden, die Vasodilatation durch kreislaufwirksame Medikation zu bekämpfen, z.B. mit Ephedrin.

Der neurogene bzw. spinale Schock

Ein neurogener bzw. spinaler Schock wird durch zerebrale und spinale Schäden (Querschnittssyndrom) ausgelöst, die zum Tonusverlust der glatten Gefäßmuskulatur und zum Fehlen der sympathikotonen Regulationsmechanismen in den abhängigen Körperregionen führen, wodurch es zum Versacken des Blutes und Austritt aus den Kapillaren mit Volumenmangel kommt. Diese Blutdruckdysregulation tritt häufig im Rahmen des Transports bzw. bei Umlagerungsmanövern auf.

Bei Verletzungen des Nervensystems sind eine genaue Anamnese und Statuierung unerlässlich, einerseits aus forensischen Gründen, aber auch, um geeignete Lagerungsmaßnahmen durchführen zu können. Ein Umlagern ist unter größtmöglicher Schonung der WS durchzuführen, alleine oft nicht möglich. Weitere Maßnahmen sind auch hier O_2-Inhalation und Sorge für venösen Zugang zu tragen. Bedingt durch den zugrundeliegenden pathophysiologischen Mechanismus benötigen diese Patientinnen bzw. Patienten in Abhängigkeit von der Verletzungshöhe immer eine gezielte Volumengabe, bis ein tastbarer Puls an der A. radialis erreicht wird, zusammen mit der praktisch immer notwendigen vasokonstriktorischen Therapie. Zusätzlich können auch bei entsprechender Höhe der Rückenmarkverletzung kardiovaskulär stimulierende Medikamente verabreicht werden: Atropin bei Bradykardie, Vasokonstriktoren (z.B. Ephedrin) bei niedrigem Blutdruck.

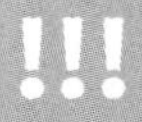

Der Schock ist ein lebensbedrohliches Zustandsbild und eine Herausforderung für die präklinische Notfallmedizin. Bei adäquatem Management und zeitgerechter Beherrschung der auslösenden Ursache bzw. adäquater, dem pathophysiologischen Mechanismus entsprechender Therapie sollte heutzutage der Schock reversibel sein.

BLUTSTILLUNG

Einleitung

Starke Blutungen können innerhalb kürzester Zeit zu einem erheblichen Blutverlust mit der Gefahr der Hypovolämie und in weiterer Folge des hypovolämen Schocks führen. Man kann von einer starken Blutung ausgehen, wenn das Blut ohne Eingriff von außen aus der Wunde spritzt oder im Schwall austritt. Wesentlich schwieriger zu diagnostizieren – und präklinisch auch zu behandeln – sind innere Blutungen in Körperhöhlen. In diesen Fällen ist man auf den Notfallhergang bzw. auf die Einschätzung der „Begleiterscheinungen“ angewiesen. Sehr hilfreich ist in diesen Fällen die nun schon in den meisten Notarztsystemen verfügbare Ultraschalltechnik.

Blutungen aus arteriellen Gefäßen sind dabei an ihrer pulssynchronen Zu- und Abnahme beziehungsweise am Spritzen zu erkennen. Bei scharfem Trauma verläuft die Verletzung von außen nach innen, die Blutung aus arteriellen Gefäßen ist in diesem Fall üblicherweise anfangs nicht besonders stark, da sich bei vollständiger Durchtrennung das Gefäßlumen durch „Zusammenrollen” selbst verschließt. Erst nach einiger Latenzzeit verstärkt sich die Blutung. Bei stumpfer Verletzung der Arterie verläuft dagegen die Verletzung von innen nach außen. Die Quetschung einer Arterie führt zuerst zum Einriss der Intima mit der Folge peripherer Durchblutungsstörungen. Es kommt erst zu einer traumatisch bedingten Gefäßwandthrombose, wenn auch die Media geschädigt wurde. Eine totale Zerquetschung der Arterie führt immer zur arteriellen Thrombose und zu einer peripheren Ischämie. Mitunter ist keine Blutung nach außen sichtbar.

Venöse Blutungen kommen deutlich häufiger vor als arterielle und sind vor allem nicht selbstlimitierend. Sie führen trotz ihrer unspektakulären Erscheinung (Rinnen, selten schwallartige Blutung) durch ihre Dauer oft zu einem höheren Blutverlust als arterielle Blutungen, da sich das venöse Gefäß aufgrund weitgehend fehlender Muskulatur und Elastizität nicht von selbst verschließen kann. Es kommt zu kontinuierlichem Blutaustritt. Patienten/Patientinnen können auch durch Blutungen aus relativ kleinen Venen einen hypovolämen Schock erleiden (z.B. Durchtrennung der Venen in der Cubita in suizidaler Absicht, Beinvarizenblutungen).

Ab einem Blutverlust von 10 bis 20 % des Gesamtblutvolumens kann von akuter Schockgefahr ausgegangen werden, bei einem erwachsenen Menschen also ab ungefähr 500–1000 ml. Dabei kann als Faustregel angenommen werden, dass Blutungen nach außen meist in ihrer Ausdehnung überschätzt und übertherapiert und Blutungen nach innen eher unterschätzt werden. Blutungen nach innen in die großen Körperhöhlen sind in ihrem Ausmaß beinahe unbegrenzt, auch der (fallweise beträchtliche) Blutverlust, der bei massiven Weichteilverletzungen nach innen auftritt (und erst spät als Hämatom sichtbar wird), kann nur sehr schwer abgeschätzt werden.

Sofern die Patientin bzw. der Patient kommunikationsfähig ist, sollte eine eventuelle Medikation mit blutgerinnungshemmenden Medikamenten, wie oralen Antikoagulantien oder ASS-ähnlichen Substanzen, erfragt werden, um auf eventuelle Komplikationen, wie eine verlängerte Blutungszeit oder ein erneutes Bluten nach bereits erfolgtem Sistieren, vorbereitet zu sein.

Erstmaßnahmen

- Gleichzeitig mit dem Erfragen der Anamnese soll versucht werden, die Blutung mittels manueller Maßnahmen zum Stillstand zu bringen (siehe unten).

- Die Patientin bzw. der Patient ist flach, eventuell mit erhöhten Beinen zu lagern. Durch diese Maßnahmen soll der venöse Rückstrom zum Rumpf gefördert werden.
- Die Volumentherapie der traumatisierten Patientin/des traumatisierten Patienten sollte angepasst an das Ausmaß des Volumenverlustes erfolgen. In der Akutphase eines Volumenverlustes brauchen Patientinnen/Patienten Volumen, wobei derzeit die Meinung vorherrscht, dass kolloidale Volumenersatzmittel nur bei sehr schwerer Blutung eingesetzt werden sollen. Als therapeutisches Ziel gilt wieder der tastbare Puls an der A. radialis. Auf jeden Fall soll eine Vollelektrolytlösung verabreicht werden (z.B. ELO-MEL isoton). Es sind dafür mehrere großlumige Venenzugänge anzulegen, wenn dies ohne Zeitverzögerung möglich ist.

Eine Verzögerung des Transportes durch das Anlegen z.B. unzähliger Zugänge bzw. die massive Infusionstherapie ist obsolet u.a. aufgrund des dadurch geförderten Ausschwemmens der Gerinnungsfaktoren, was die Blutung verstärken kann.

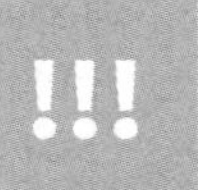

CAVE: Die Therapie der Blutung ist die schnellstmögliche Blutstillung, was meist den raschesten Transport ins Krankenhaus (Chirurgie) erfordert.

Auch die weitere Therapie zielt auf die Verhinderung eines Schocks ab. Unterstützende Maßnahmen sind der Schutz vor Unterkühlung, Frischluftzufuhr und Sauerstoffgabe bei Verfügbarkeit. Tranexamsäure (Cyklokapron) kann hilfreich sein.

Die wesentlichen und einfachen Techniken zur Blutstillung sollten beherrscht werden.

Blutstillung durch Fingerdruck

Der betroffene Körperteil wird nach Möglichkeit hochgehalten. Die Wunde wird nach Anziehen von Einmalhandschuhen mit keimfreiem Mate-

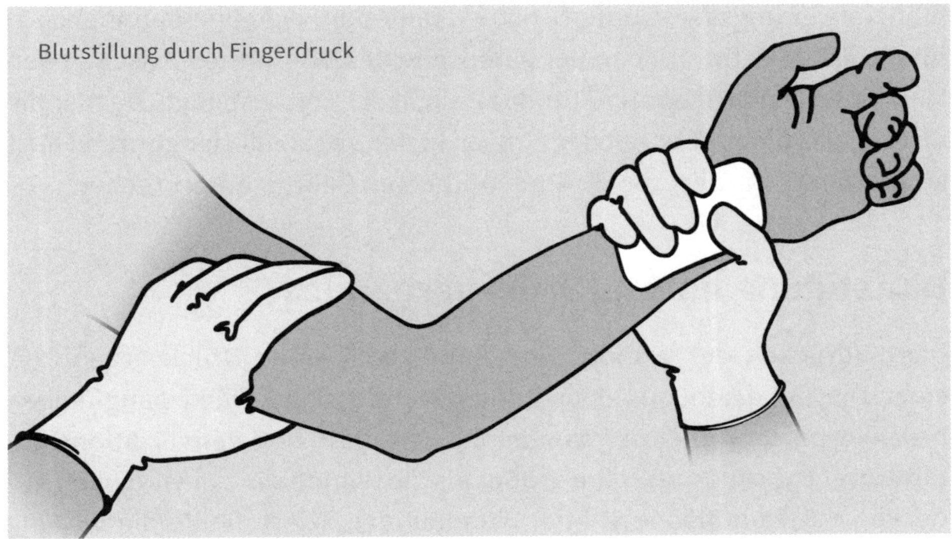
Blutstillung durch Fingerdruck

rial bedeckt und dieses aufgepresst. Mit dieser Methode lassen sich die meisten Blutungen stillen, allerdings ist sie für die Patientin/den Patienten schmerzhaft und für die Helferinnen/Helfer personalintensiv. Falls die Blutung nicht anders stillbar ist, wird am besten eine Hilfsperson angewiesen, die den einmal angelegten Verband übernimmt.

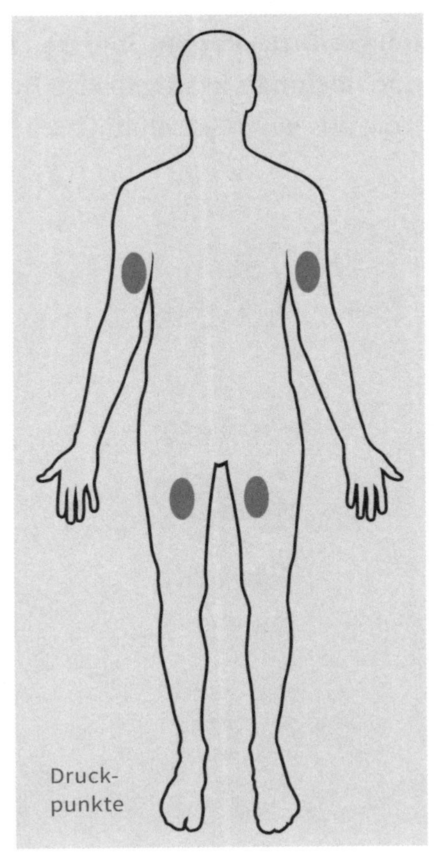
Druck-punkte

Blutstillung durch Abdrücken

Beim Abdrücken wird die Blutung dadurch zum Stillstand gebracht, dass die zur Wunde führende Arterie an der dafür geeigneten Stelle gegen den darunterliegenden Knochen gedrückt wird. Auf diese Weise wird die Blutzufuhr zur Blutungsstelle unterbrochen. Die Abdrückstellen befinden sich für die obere Extremität an der Innenseite des Oberarmes zwischen den Mm. biceps und triceps und für das Bein in der Leistenbeuge. Da hier die Arterie allerdings sehr tief liegt, muss in der Regel mit der ganzen Faust komprimiert werden, um die Blutzufuhr zum Bein zu unterbrechen.

Blutstillung mittels Druckverbandes

Das Zudrücken der Wunde wird dann durch einen Druckverband ersetzt. Dieser besteht aus einer sterilen Wundauflage, einem saugfähigen Druckkörper, der über der Wunde platziert wird, und dem Fixationsmaterial. Der Druckkörper sollte größer als die Wunde sein. Er wird nach Abdecken der Wundfläche auf der Wundauflage fixiert. Sollte die Blutung trotz des ersten Druckverbandes weiterbluten, wird ein zweiter saugfähiger Druckkörper über den bereits angelegten Druckverband gelegt und nochmals kräftig fixiert. Bei korrekter Anlage ist so nahezu jede Blutung aus einer Extremität zum Stillstand zu bringen.

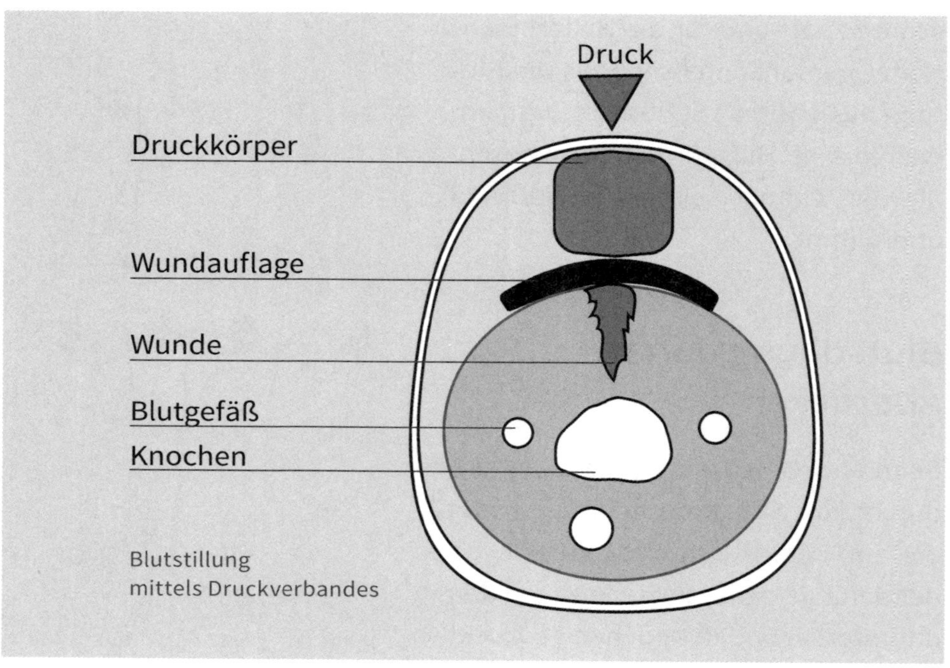

Blutstillung mittels Druckverbandes

Das Abbinden – Tourniquet

Eine Methode, die in den 80er Jahren des letzten Jahrhunderts als obsolet verworfen wurde, feiert in den letzten Guidelines interessanterweise wieder eine Renaissance. So empfehlen einige Fachgesellschaften wieder das Abbinden bei lebensbedrohlichen Blutungen. Dazu sind folgende Fakten zu erwähnen:

1. Die Anlage eines Tourniquets bzw. der Blutdruckmanschette kann nur am Oberarm bzw. Oberschenkel erfolgen, also können damit nur Blutungen distal davon gestillt werden.
2. Die Abbindung muss so stark erfolgen, dass eine absolute Ischämie die Folge ist. Dies führt zu gewaltigen Schmerzen an der distalen Extremität und kann eigentlich nur narkotisierten, bewusstlosen Patientinnen/Patienten zugemutet werden.
3. Gefährlich ist vor allem die nicht komplette Abbindung, weil diese zu einer venösen Stauung und somit zum Ausbluten der Patientin/des Patienten führt. Als Ersatz für ein Tourniquet kann auch eine Blutdruckmanschette verwendet werden, die mit 250 mmHg aufgeblasen sein muss.

Faktum ist, dass 99,9 % aller Blutungen spätestens mittels Druckverbandes zu stillen sind, da der Gegendruck und auch die Selbstschutzmechanismen des Menschen vollkommen ausreichend sind. Ein Abbinden ist auch im professionellen Notarztdienst die absolute Ausnahme und nur in Extremsituationen erforderlich (protrahierter Schock, Azidose, Gerinnungshemmer, Gefäßzerreißungen usw.).

DIE LAGERUNG DES NOTFALLPATIENTEN/ DER NOTFALLPATIENTIN

Einleitung

Der Lagerung der Notfallpatientin bzw. des Notfallpatienten kommt größte Bedeutung zu, da dadurch eine wertvolle Unterstützung der erweiterten Behandlungsmaßnahmen erfolgen kann und einer weiteren Verschlechterung vorgebeugt wird. Bei Unkenntnis der notwendigen Lagerung kann aber ebenso großer Schaden angerichtet werden. In der Praxis sollte vor allem auch medizinisches Assistenzpersonal (DGKS/P, Pflegehelfer/-helferinnen, Ordinationsgehilfinnen/-gehilfen) in den Grundzügen der Patientenlagerung geschult sein, um die Medizinerin bzw. den Mediziner für weitergehende Maßnahmen ungebunden zu halten. Werden Patientinnen bzw. Patienten in ihnen angenehmen Haltungen vorgefunden, stellt sich die Frage der korrekten Lagerung kaum. Es kann eine alternative Lagerung angeboten werden, allerdings sollte die Patientin/der Patient so gelagert werden, wie sie/er es am besten toleriert (manche bleiben z.B. auch im Lungenödem lieber am Rücken liegen als in sitzender Position). Im Folgenden werden anhand von Skizzen die wichtigsten Lagerungsarten vorgestellt, die jeweiligen Einsatzgebiete beschrieben und deren Besonderheiten diskutiert.

Sitzende Lagerung

Jene Lagerung, die wohl die meisten Notfallpatienten/-patientinnen aufgrund ihrer Grunderkrankung benötigen, ist eine sitzende. Fast alle Patientinnen bzw. Patienten mit akuter Atemnot tolerieren eine halbsitzende oder sitzende Lagerung am besten. Die hydrostatische Belastung der Lungenabschnitte ist hier am geringsten. Ein weiterer Grund für die sitzende Lagerung bei bewusstseinsklaren Atemnotpatienten/-patientinnen ist die Möglichkeit, sich durch Aufstützen mit den Armen die Unterstützung der Atemhilfsmuskulatur zunutze zu machen. Weiters wird diese Lagerung üblicherweise von allen Patientinnen bzw. Patienten mit kardialer Symptomatik (ACS, Palpitationen etc.) und hypertensiv entgleisten Personen (kurz: vom „internistischen Patientengut“) eingenommen.

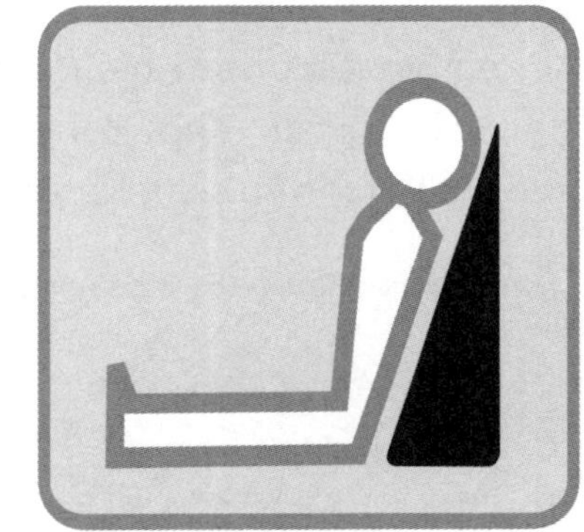

Ein Sonderfall der sitzenden Lagerung ist die mit **herabhängenden Beinen**. Diese kann bei Lungenödempatienten/-patientinnen sinnvoll sein, um eine maximale Entlastung des großen Kreislaufes von zirkulierendem Volumen und damit eine Verbesserung der respiratorischen Situation zu erreichen.

Die stabile Seitenlage

Die stabile Seitenlage ist nicht die häufigste Lagerungsform, sicherlich aber die wichtigste, weil sie potentiell lebensrettend ist. Durch Anwendung dieser simplen Maßnahme, die in jedem Erste-Hilfe-Kurs ausreichend gelehrt werden sollte, könnte in vielen Fällen eine Schädigung der Bewusstlosen/des Bewusstlosen durch Aspiration von Erbrochenem oder Magensaft beziehungsweise die Verlegung der Atemwege durch die zurücksinkende Zunge verhindert werden. Leider wird nach Erkennen der Bewusstlosigkeit viel zu selten richtig reagiert. Die einfachste Weise, eine am Rücken liegende Person in die stabile Seitenlage zu bringen, ist folgende:

Knien Sie sich auf jene Seite, auf die Sie die Person drehen wollen. Greifen Sie unter das gegenüberliegende Knie und heben Sie es an. Nehmen Sie mit der freien Hand die dem Knie gleichseitige Hand der Person und führen Sie jetzt das Knie durch Beugung zur Hand. Sie haben jetzt ein stabiles Dreieck Knie/Hand-Becken-Schulter geschaffen. Drehen Sie nun die Person zu sich. Nun bleibt nur mehr, den auf die Seite gedrehten Kopf zu überstrecken und somit die Atemwege freizuhalten. Nun kann vorhandenes Sekret aus dem Mund abfließen und die Patientin/der Patient kann ohne Hindernis atmen.

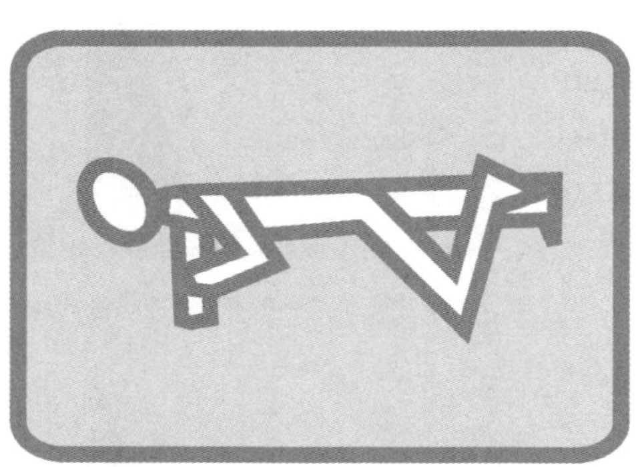

Lagerung mit 30° erhöhtem Oberkörper

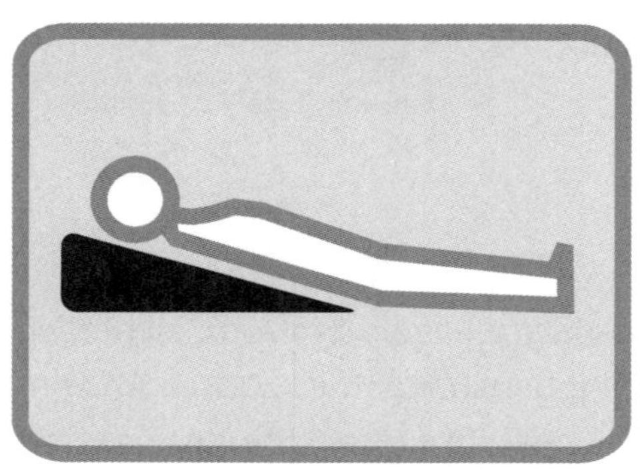

Bei neurologischen Erkrankungen wie dem Schlaganfall, dem Schädelhirntrauma und erhaltenen Schutzreflexen (vor allem Husten- und Schluckreflex, Patienten/Patientin zum Schlucken auffordern!) ist die Lagerung der Patientin/des Patienten mit erhöhtem Oberkörper (ca. 30 Grad) sinnvoll. Es wird durch die Erhöhung des Oberkörpers eine Erleichterung des venösen Abstroms vom Kopf erreicht. Auf eine achsengerechte Lagerung des Kopfes ohne Abknicken in der Halswirbelsäule ist zu achten. Insgesamt soll dadurch eine Erhöhung des Hirndruckes verhindert werden.

Bei Schlaganfallpatienten/-patientinnen (bei Bewusstsein) mit Halbseitensymptomatik und Schluckproblemen kann die stabile Seitenlage mit leicht erhöhtem Oberkörper auf die plegische Seite Sinn machen. Es kommt zwar durch die Erhöhung des Oberkörpers zu keiner suffizienten Verhinderung einer Aspiration, es kann aber jederzeit die stabile Seitenlage durch Flachlagerung hergestellt werden.

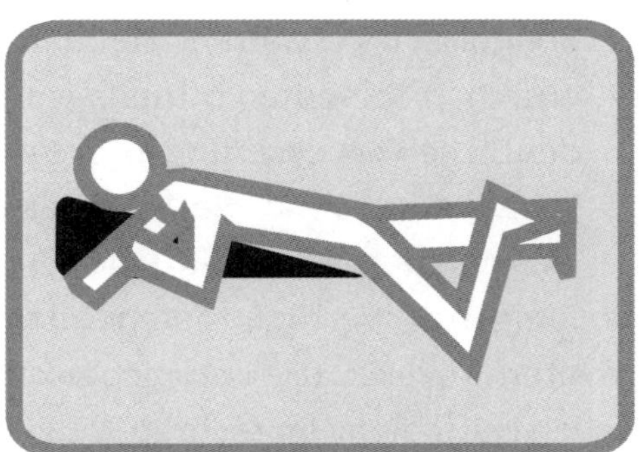

„Schocklagerung“

Die Lagerung bei Schockgeschehen ist von der Schockursache abhängig, somit gibt es keine einheitliche „Schocklagerung“. Beim hypovolämen Schock ist die flache Rückenlage, sofern das Bewusstsein vorhanden ist, durch leicht erhöhte Beine hilfreich, beim kardiogenen Schock steht die Entlastung des Herzens im Vordergrund und verlangt eine Position mit erhöhtem Oberkörper, die Lagerung mit angehobenen Beinen wäre in diesem Fall beinahe lebensbedrohlich. Beim allergischen Schockgeschehen bestimmen ebenfalls die führenden Symptome (Kollapsneigung, Atemnot) die unterschiedlichen Lagerungen.

Eine Lagerung mit erhöhten Beinen hat beim orthostatischen oder (vagus-)reflexassoziierten Kollaps große Bedeutung. Hierbei bringt sich die Patientin/der Patient allerdings in der Regel selbst in die für sie/ihn hilfreiche Flachlagerung. Bei allen anderen Schockformen kann sie unterstützend eingesetzt werden.

Lagerung mit Knierolle

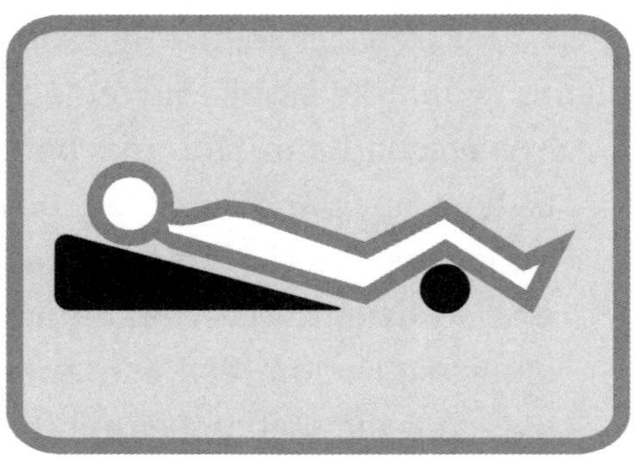

Bei im Bauchraum ablaufenden Prozessen (Reizung des Peritoneums durch Entzündung, Trauma, Blutung, gynäkologische Ereignisse) verspüren die Patientinnen/Patienten oftmals eine deutliche Verbesserung ihrer Beschwerden, wenn die Bauchdecke entspannt wird. Zu diesem Zweck kann eine Knierolle aus jedem beliebigen zur Verfügung stehenden Material (Decken) erstellt werden. Eine Alternative ist, die Unterschenkel hochzulagern, wobei sowohl Knie- als auch Hüftgelenk im rechten Winkel gebeugt werden.

Lagerung bei akuten Gefäßverschlüssen

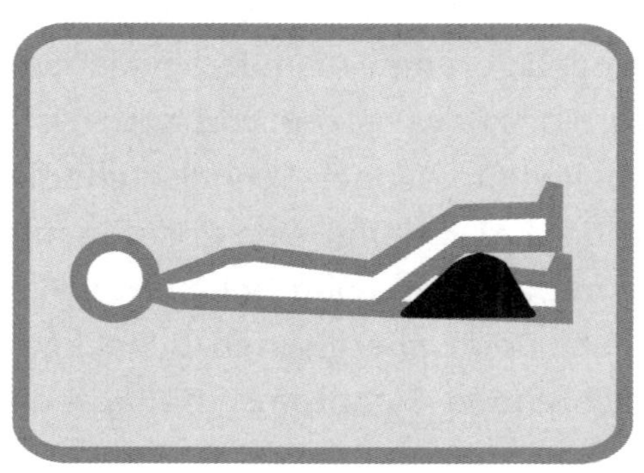

Akute Gefäßverschlüsse bedürfen dementsprechend auch einer akuten Behandlung. Der akute Arterienverschluss bedroht die Vitalität der betroffenen Extremität und muss daher ehest einer thrombolytischen, interventionell-radiologischen oder chirurgischen Versorgung zugeführt werden. Zweckmäßig ist eine Tief- und Weichlagerung der Extremität ohne Druckstellen oder Abknicken, um den noch verbleibenden arteriellen Einstrom zu begünstigen. Es bietet sich dazu an, die Extremität auf einer Decke und möglichst tief zu lagern und einen raschen Transport zu veranlassen. Im Gegensatz dazu benötigt der akute Venenverschluss eine Hoch- und Weichlagerung des Beines bzw. des Armes und eine Immobilisation der Person, um einer Verschleppung des Thrombus durch Pressen, Husten, Umlagern in den systemischen Kreislauf und einer damit verbundenen Emboliegefahr vorzubeugen.

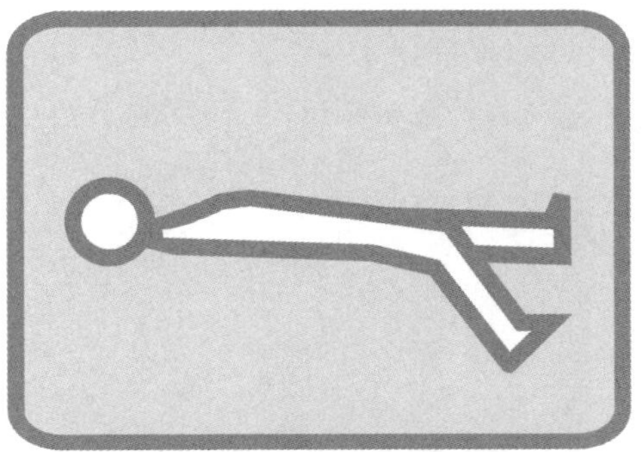

Lagerung bei Wirbelsäulenverletzungen

Die Flachlagerung der Patientin/des Patienten am Rücken hat sich bei Wirbelsäulenverletzungen bewährt. Es kommt hier bei achsengerechter Stellung der Wirbelsäule zu keinen auf das Rückenmark wirkenden Stauch- oder Scherkräften. Ist die Patientin/der Patient bewusstlos, ist die stabile Seitenlage anzuwenden (siehe Seite 57).

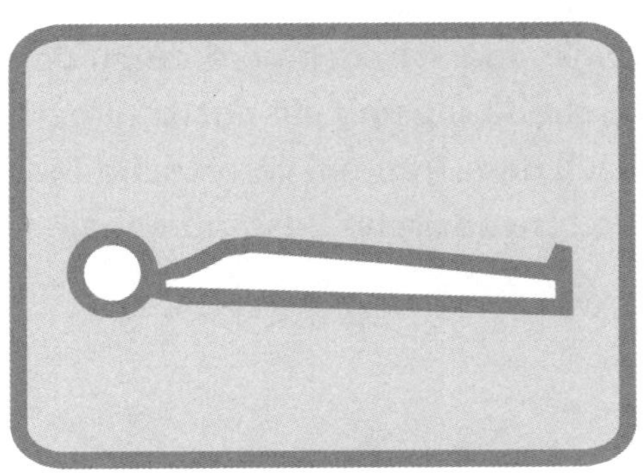

Wird eine Reanimation notwendig, ist diese ohne Abänderung des BLS-Algorithmus durchzuführen.

Der Transport muss auf einer Vakuummatratze bzw. einer den Rumpf stabilisierenden Unterlage erfolgen!

SCHÄDELHIRNTRAUMA (SHT)

Einleitung

Das Schädelhirntrauma (SHT) ist ein häufiges Verletzungsmuster, so erleiden in Österreich ungefähr 200 von 100.000 Personen im Jahr ein solches. Umgerechnet auf z.B. die Steiermark ergibt dies 2.000 Fälle von SHT pro Jahr. Das SHT ist die häufigste Todesursache bei jungen Personen und erlangt damit auch eine traurige volkswirtschaftliche Bedeutung.

Häufige Unfallquellen sind der Straßenverkehr, gefolgt vom Sturz aus großer Höhe, Haushaltsunfällen und gewalttätigen Handlungen.

Grundsätzlich muss versucht werden, den Sekundärschaden so gering wie möglich zu halten. Der durch den Unfall verursachte Primärschaden ist meist nicht reversibel. Derartiger Sekundärschaden wird durch den Verlust der Autoregulation der Hirndurchblutung und ein posttraumatisches Hirnödem (mit einiger Latenz nach dem Trauma) verursacht. Dies führt zu erhöhtem Hirndruck, der durch hypoxische Zustände des Gehirns weiter verstärkt wird.

Erkennen

Obligate Zeichen eines SHT im engeren Sinne sind ein adäquates Trauma, ein (in der Ausprägung variabler) Bewusstseinsverlust – beides möglichst fremdanamnestisch abzusichern – und die retrograde Amnesie. Die „Schwere“ des SHT wird derzeit mittels GCS (Glasgow Coma Score; 3–15 Punkte) bestimmt.

GLASGOW COMA SCORE			
Punkte	**Verbale Antwort**	**Öffnet Augen**	**Motorik**
6	---	---	adäquat
5	orientiert	---	gezielte Schmerzreaktion
4	verwirrt	spontan	ungezielte Schmerzreaktion
3	einzelne Worte	auf Anruf	Beugekrämpfe
2	unverständlich	auf Schmerz	Streckkrämpfe
1	keine	nicht	keine
Summe (3–15 Punkte)			

Definitionen wie Contusio, Commotio etc. wurden bereits seit einiger Zeit verlassen. So spricht man bei GCS 15–13 von einem leichten, bei GCS 12–9 von einem mittelschweren und bei GCS unter 9 von einem schweren SHT.

Differentialdiagnose

Im Regelfall wurde das Trauma beobachtet oder es ist rasch nachvollziehbar, wie die/der Betreffende geschädigt wurde (z.B. Verkehrsunfall einer Fußgängerin/eines Fußgängers mit einen PKW). Sofern der Unfallhergang nicht klar ist (beziehungsweise ein solcher nicht erhoben werden kann), muss an andere Erkrankungen – die mit Bewusstseinstrübung oder Bewusstlosigkeit einhergehen können – gedacht werden, beispielsweise an einen Schlaganfall, einen abgelaufenen (epileptischen) Krampfanfall, nach dem die Patientin/der Patient postiktal eingetrübt sein kann, oder an eine Vergiftung mit zentral wirksamen Substanzen. Besonders wichtig ist ein derartiges Vorgehen, wenn das vermutete

Trauma als wenig adäquat für die resultierende Verletzung angesehen werden kann.

Hypoglykämien können nahezu jede neurologische Erkrankung imitieren, daher muss bei allen bewusstseinsgestörten Patientinnen/Patienten der Blutzucker gemessen werden. Weiters ist zu bedenken, dass auch wenn der Patient/die Patientin eindeutig ein Schädeltrauma erlitten hat, der Grund für seinen/ihren Unfall ein internistischer oder neurologischer sein kann. Ein bewusstloser Patient bzw. eine bewusstlose Patientin neben einem Fahrrad auf der Straße liegend kann zuerst eine Hirnblutung erlitten haben und dadurch zu Sturz gekommen sein, es kann aber auch die Hirnblutung Folge des SHT sein.

Es ist darauf zu achten, dass ein Fahnden nach eventuellen Unfallursachen, die zum Schädelhirntrauma geführt haben könnten, nicht zur Verzögerung lebensrettender Sofortmaßnahmen (siehe unten) führen darf!

Erstversorgung

1. Absicherung der Unfallstelle und Achten auf **Selbstschutz**. Die Hilfskräfte dürfen keinesfalls einer unnötigen Gefahr durch mangelnde Ausrüstung (Bergunfälle, ...) oder falsches Einschätzen der Situation ausgesetzt werden.

2. Kontrolle und **Sicherung der Lebensfunktionen**. Das Freimachen und -halten der Atemwege hat jedenfalls Priorität vor dem Schutz einer eventuell traumatisierten Wirbelsäule. So müssen Verlegungen der Atemwege gegebenenfalls auch unter Manipulation an der Halswirbelsäule beseitigt und eine ungehinderte Atmung gewährleistet werden. Ein vorerst freier Atemweg ist weiters auch durch entsprechende Techniken (Esmarch'scher Handgriff, Überstrecken des Kopfes) freizuhalten. Bei Fehlen von Lebensfunktionen (keine Atmung, kein zentraler Puls) ist selbstverständlich mit der kardiopulmonalen Reanimation zu beginnen.

3. **Sauerstoffgabe**. Die Verhinderung einer zerebralen Hypoxie ist vorrangig. Hochdosierte Sauerstoffgabe (8 l/min) sollte so früh wie möglich erfolgen bzw. sollten zumindest Normwerte (91–95 %) bei der pulsoxymetrisch gemessenen Sauerstoffsättigung angestrebt werden.

   Das pathophysiologische Grundprinzip des SHT heißt

   „CPP = MAP - ICP",

   wobei CPP für Cerebral Perfusion Pressure, also den Perfusionsdruck im Gehirn, MAP für den mittleren arteriellen Druck und ICP für den intrakranialen Druck steht.

   Das bedeutet, für eine gute zerebrale Perfusion benötigt man also einen ausreichenden Blutdruck sowie einen möglichst niedrigen Hirndruck. Der Blutdruck kann hierzu durch adäquate kreislaufunterstützende Maßnahmen (adäquate Volumen- und Katecholamingabe) gestützt werden. Der ICP kann durch Hochlagern des Oberkörpers und kontrollierte Normo- (bzw. moderate Hyper-) Ventilation gesenkt werden. Von einer Infusion hypotoner Lösungen (Glukose, Ringerlaktat) wird wegen der Gefahr der Begünstigung eines Hirnödems abgeraten! Mittel der Wahl ist eine isotone Vollelektrolytlösung (z.B. ELO-MEL isoton). Sofern erforderlich, sind unter Kontrolle der Atmung bei wachen Patienten/Patientinnen Opiate zur Analgesie zu bevorzugen. Ketamin kann bei „nicht beatmeten" Patienten/Patientinnen zum Hirndruckanstieg führen und sollte Notfallmedizinern/Notfallmedizinerinnen mit der Möglichkeit zur Intubation, Beatmung und Monitoring der Patientin/des Patienten vorbehalten bleiben.

4. **Lagerung**: Wird eine Patientin/ein Patient mit erhaltenen Schutzreflexen gelagert, empfiehlt sich die achsengerechte Hochlagerung des Oberkörpers. So kommt es zu Flüssigkeitsverschiebungen aus dem Schädel in die kommunizierenden Räume und zur Verbesserung des venösen Abstroms. Essentiell dafür ist allerdings die streng achsengerechte Lagerung des Kopfes, bei seitlich abgeknickter Halswirbelsäule und dadurch verursachtem Abdrücken der venösen Halsgefäße steigt

der Hirndruck stark an. Bewusstlose Patientinnen/Patienten sind in die stabile Seitenlage zu verbringen.

5. Neuroprotektive medikamentöse Therapie: Bisher gibt es **kein einziges Medikament**, welches eine wissenschaftlich nachgewiesene Prognoseverbesserung bedingt. Es ist daher von Therapieversuchen mit Glukokortikoiden, osmotisch wirksamen Infusionen oder anderen „potentiell neuroprotektiven" Substanzen abzusehen.

Weiterversorgung durch den Notarzt/die Notärztin

Die Schwerpunkte der Behandlung des SHT liegen daher in der Vermeidung der drei deletären Zustände **Hypotonie**, **Hypoxie** und **Hyperkapnie**. So verdoppelt jeder Abfall des systolischen Blutdruckes unter 90 mmHg die Mortalität des SHT und wird dementsprechend therapiert.

Zieht man bei einer Patientin/ einem Patienten mit SHT eine „Sedierung" wegen unkoordinierter Agitation in Betracht, liegt vermutlich ein schweres SHT vor. Diese Patientinnen/Patienten sollten primär bereits intubiert und beatmet werden – auf keinen Fall „unkontrolliert" sediert.

Die Indikation zur kontrollierten Beatmung ist großzügig zu stellen, hat man als Ersthelferin/Ersthelfer eine Larynxmaske zur Verfügung, kann diese bei Bewusstlosigkeit zur besseren Oxygenierung vorübergehend eingesetzt werden, wegen fehlenden Aspirationsschutzes ist die Einleitung einer Narkose beim agitierten Patientinnen/Patienten damit nicht anzuraten. Diese leitet dann die Notärztin/der Notarzt mit der Möglichkeit des Monitorings und der Intubation ein. Es können damit eine ausreichende Oxygenierung und Normokapnie sichergestellt werden. Eine solche Maßnahme ist weiters auch zum Schutz vor Aspiration zu fordern. Als Versorgungsziele bezüglich der respiratorischen Situation der Patientin/des Patienten sind eine periphere Sauerstoffsättigung über 95 % und eine **Normoventilation** mit $etCO_2$-Werten von 30–45 mmHg anzustreben, sofern keine Möglichkeit zur arteriellen Blutgasanalyse zur genauen Orientierung besteht. Die Wahl der Medikamente zur Narkoseeinleitung und -führung ist im Einzelfall von der hämodynamischen Situation der Patientin/des Patienten, mit Augenmerk auf die oben angeführte Vermeidung einer Hypotonie, abhängig zu machen. Es gibt derzeit keine Medikamente oder Medikamentenkombinationen, die eine nachgewiesene neuroprotektive Wirkung besitzen.

HWS-Immobilisation

Der möglichen Steigerung des Hirndruckes durch eine Schanzkrawatte steht die Notwendigkeit der HWS-Immobilisation für den schonenden Transport gegenüber. Auch hier muss im Einzelfall entschieden werden. Im Normalfall ist auch ein Transport mit einer exakt angepassten Vakuummatratze ausreichend.

In jedem Fall zu verhindern ist ein Pressen der Patientin/des Patienten gegen den Tubus, da dies den Hirndruck exzessiv ansteigen lässt. Hier hat es sich bewährt, entweder die (zu flache) Narkose zu vertiefen oder – bei ausreichender Sedoanalgesie – die beatmete Patientin bzw. den beatmeten Patienten zu relaxieren.

Der Transport des SHT-Patienten bzw. der SHT-Patientin erfolgt bei leichtem SHT (GCS > 12) an eine beliebige chirurgische Abteilung (mit CT), während mittelschwer und insbesondere schwer traumatisierte Patientinnen/Patienten an ein Zentrum mit Möglichkeit einer neurochirurgischen Intervention verbracht werden müssen. Wenn notwendig, sollte hierzu ein Rettungshubschrauber möglichst frühzeitig angefordert werden.

THERMISCHE NOTFÄLLE

Verbrennung/Verbrühung

Brandverletzungen sind häufig und daher auch oft Anlass für Erste-Hilfe-Maßnahmen.

Verbrennungen/Verbrühungen werden in Schweregrade eingeteilt:

VERBRENNUNGSGRAD	BETROFFENE HAUTSCHICHTEN	SYMPTOME
1	Epidermis	Rötung, Schmerz
2 a–b	Epidermis bis tiefere Dermis	Blasenbildung, sehr schmerzhaft, Haare fixiert bis leicht zu lösen, Wundgrund rosa bis blass
3	Komplette Haut	Weißer, trockener, derber Wundgrund, keine Haare mehr, schmerzhaft
4	Unterhaut, Fettgewebe, Muskel, Knochen, Nerven	Verkohlung, keine Schmerzen

Pathophysiologisch liegt bei thermischen Verletzungen die lokale Haut-/Schleimhautschädigung vor und eine zunehmende Ödembildung. Diese verursacht je nach Ausmaß einen Volumenmangelschock bzw. an den Atemwegen eine Einengung. Während Verbrühungen meist „nur“ lokal auf die Haut einwirken, kommt es beim Kontakt mit Feuer auch zur Rauchgasinhalation und Einatmen von heißen Gasen. Daher haben Verbrennungen vor allem mit Rauchgasinhalation eine wesentlich schlechtere Prognose. Patientinnen/Patienten ohne Rauchgasvergiftung können auch bei 100 %iger Verbrennung in der Frühphase ansprechbar sein.

Zur Abschätzung der Ausdehnung eignet sich z.B. die Neunerregel nach Wallace. Dazu wird der Körper in Bereiche unterteilt, die als prozentualer Anteil der gesamten Körperoberfläche angegeben werden. Der Wert für jeden einzelnen Bereich entspricht dabei einem Vielfachen der Zahl 9. Dabei gelten folgende Zahlenangaben:

- Kopf/Nacken: 9 %
- Obere Extremitäten (Arme): 2 x 9 = 18 %
- Oberkörper (Brust/Bauch/Rücken): 2 x 18 = 36 %
- Genitalbereich: 1 %
- Untere Extremitäten (Beine): 2 x 18 = 36 %

Alternativ dazu macht die Handfläche der Patientin/des Patienten etwa 1 % der Körperoberfläche aus.

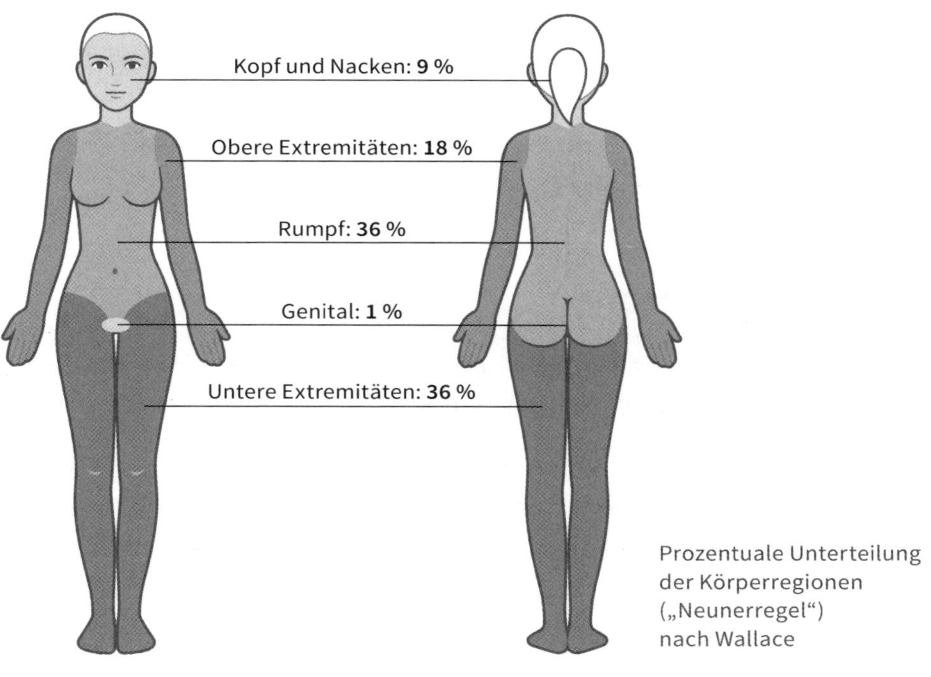

Prozentuale Unterteilung der Körperregionen („Neunerregel“) nach Wallace

Therapie

Verbrannte Stellen zu kühlen wirkt rasch analgetisch.

Leitungswasser (nahezu steril) für ca. fünf Minuten über den verletzten Bereich, zu starkes Abkühlen (Cave: Eiswürfel!) der Haut kann durch „Kaltwassererfrierung“ die Haut zusätzlich schädigen. Kühlung ist nur eine lokale Maßnahme! „Ganzkörperkühlung“ (Badewanne) führt zur Absenkung der Körpertemperatur und zu schweren Gerinnungsstörungen.

Vorsichtige Kühlung bei Kindern an der Brandwunde, Säuglinge wegen Unterkühlungsgefahr nicht kühlen.

Brandwunden mit nicht klebenden (Alu-) Verbänden abdecken, keine Salben, keine Puder auftragen.

Ab 20 % Verbrennungsoberfläche ist die Versorgung in einem Verbrennungszentrum anzustreben (Wien, Linz, Graz, Innsbruck, Feldkirch).

Bei schwererer Verbrennung: Schockbehandlung, Analgesie und i.v. Flüssigkeitszufuhr (siehe Kapitel Schock). Der Volumenmangel kann sehr ausgeprägt sein und vor allem eine hohe Dynamik (Zunahme) aufweisen. Einerseits ist die ausreichende Volumengabe essentiell zur Erhaltung der Kreislauffunktion, eine überdimensionierte Gabe fördert jedoch auch die Ödembildung. Grundsätzlich kann man sagen, dass bei peripher tastbaren Pulsen der Kreislauf ausreichend und keine verstärkte Volumengabe notwendig ist.

Rauchgasvergiftung

Eine nicht zu unterschätzende Gefahr für Einsatzkräfte und ersthelfende Ärztinnen und Ärzte sind Brandeinsätze.

Brandgase bestehen aus einer Mischung von Ruß, Reiz- und Giftgasen bei stark reduziertem Sauerstoffgehalt. Je nach Brandlast überwiegen die einen oder anderen Faktoren und führen bei Inhalation zu unterschiedlichen Symptomen. Das Inhalationstrauma kann durch die Hitze der Brandgase noch verstärkt werden.

Die häufigsten Intoxikationen geschehen durch Kohlenmonoxid (CO) bei unvollständiger Verbrennung bei Sauerstoffmangel sowie durch säurehaltige Reizgase und Zyanide bei Kunststoffverbrennung. Häufige zusätzlich toxische Faktoren wie Kohlendioxid (CO_2) und Schwefeldioxid (SO_2) verschlimmern die Situation.

Kohlenmonoxidintoxikation

CO bindet sich 200–300 x stärker als O_2 an Hämoglobin und blockiert damit bei schon geringen Konzentrationen in der Atemluft die Sauerstoffaufnahme des Blutes. CO ist geruchlos, leichter als Luft und diffundiert leicht durch Mauern.

Auf praktisch allen Notarzteinsatzmitteln werden CO-Warner mitgeführt, die bei einem erhöhten CO-Anteil in der Luft Alarm schlagen. In diesen Fällen geht der Eigenschutz vor und der Zugang zur Patientin bzw. zum Patienten erfolgt erst nach Freigabe durch die Feuerwehr.

Im Falle einer CO-Inhalation treten je nach Anteil des vom CO blockierten Hämoglobins Symptome auf:

ANTEIL	SYMPTOME
< 5 %	Sehstörungen
5–20 %	Kopfschmerzen
20–30 %	Schwindel, Bewusstseinstrübung
30–40 %	Koma, Schock
40–60 %	Cheyne-Stokes-Atmung, Lähmungen

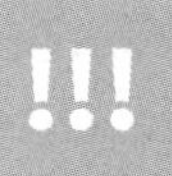

CAVE: Die gängigen Pulsoxymeter können CO nicht von Sauerstoff unterscheiden und „messen“ auch bei hochgradiger CO-Vergiftung eine 100 %ige Sauerstoffsättigung. Sie sind deshalb in diesen Fällen NICHT zu verwenden.

Der Übergang von leichter Vergiftung zu Lebensgefahr kann innerhalb weniger Minuten erfolgen.

Die Therapie besteht in erster Linie in der Rettung aus dem Gefahrenbereich und der Applikation von 100 % Sauerstoff. Ab einem CO-Anteil von > 10 % ist an eine hyperbare Oxygenierung zu denken (Druckkammer Graz). Patientinnen/Patienten mit Atemstörungen bzw. im Herz-Kreislauf-Stillstand sind mit 100 % Sauerstoff zu beatmen bzw. zu reanimieren.

Reizgase

Sie führen durch Säureverätzung der Schleimhäute zu Augentränen, Hustenreiz, Stridor, Atemnot, Bronchospasmus bis zum Lungenödem (auch mit langer Latenzzeit!).

Zyanide (HCN – Blausäure) blockieren die Atmungskette (Cytochromoxydase) und führen zu innerer Erstickung.

Die Diagnostik erfolgt nach dem ABCDE-Schema, Atemwege inspizieren, auskultieren, RR messen.

Therapie: Jedenfalls 100 % O_2, bei Reizgasvergiftung Beta-2-Mimetika, Kortikoide inhalativ und i. v., bei Bewusstlosigkeit bzw. Atemnot frühzeitige Intubationsindikation.

Akzidentielle Hypothermie

Unfallopfer können neben körperlichen Schäden unter Umständen zusätzlich eine Unterkühlung erleiden. Daran denken sollte man, wenn beispielsweise Bergemaßnahmen lange dauern, bei nassen, kalten Umgebungsbedingungen, bei einem Sturz ins kalte Wasser, Lawinenverschüttung usw. Ein Schockzustand beschleunigt durch fehlende Thermoregulation ebenfalls das Auskühlen.

Die physiologische Reaktion auf Wärmeverlust des Körpers ist Muskelzittern – dieser kann bis zu 600 W/h eigene Wärme produzieren, allerdings nur, wenn diese Energiebereitstellung nicht durch Verletzungen, Komorbiditäten, Schock verschiedenster Genese oder langdauernden Wärmeverlust kompromittiert wird.

Weiterer Schutz vor Wärmeverlust ist eine Zentralisation des Kreislaufs; Haut, Extremitäten, der Magen-Darm-Trakt und auch die Nieren werden minderdurchblutet, die Körperkerntemperatur wird so lange wie möglich im physiologischen Bereich gehalten. Das „Körperschalenblut" kühlt stark aus (daher ist dann die pulsoxymetrische Messung der Sauerstoffsättigung am Finger unzuverlässig).

Werden diese Schutzmechanismen überfordert, kommt es zum Auskühlen des Körperkerns mit im Folgenden dargestellten Konsequenzen und Behandlungsmöglichkeiten:

HYPOTHERMIE-STADIUM	KLINISCHE SYMPTOME	KKT (= KÖRPERKERN-TEMPERATUR)	BEHANDLUNG
Milde HT (1°)	Zittern, bei Bewusstsein	35°–32°	Warme Umgebung, trockene Kleidung, warme alkoholfreie(!) Getränke, bei erheblicher Verletzung oder Komorbidität Therapie wie bei HT 2°
Moderate HT (2°)	Zittern lässt nach, Bewusstseinseintrübung (Cave: Realitätsverlust!)	< 32°–28°	Warme Umgebung, Wärmezufuhr mit Wärmedecken, warme Infusionen. Immobilisation, um Vermischung von kaltem Schalen- mit noch warmem Körperkernblut zu vermeiden! (Cave: kann Kammerflimmern auslösen)

Schwere HT (3°)	Bewusstlos, Vitalfunktionen verlangsamt, hohes Risiko für Kammerflimmern bzw. Asystolie	Meist < 28°	Wie HT2° plus sicherer Atemweg, strenge Immobilisation, Transport in ein KH mit EKZ (extrakorporale Zirkulation, Herz-Lungen-Maschine), weiteren Temperaturverlust vermeiden. Die Wirksamkeit von Medikamenten ist kaum kalkulierbar
Herzstillstand (4°)	Keine Vitalfunktionen	< 32° möglich, < 28° wahrscheinlich	Wie HT 3° plus CPR mit 3 Defibrillationsversuchen (hypothermes Herz schlecht defibrillierbar), Intubation. Transport zu EKZ

Zum Abschätzen der Körperkerntemperatur bedient man sich eines Tympanon-Thermometers bzw. wesentlich genauer einer Ösophagussonde.

ANALGO(SEDIERUNG)

Die Beseitigung von Schmerzen ist eine wesentliche Aufgabe der erstversorgenden Ärztin bzw. des erstversorgenden Arztes und führt zugleich zu hoher Zufriedenheit bei Patientinnen und Patienten.

Neben allgemeinen physikalischen Maßnahmen (z.B. Kühlung, Ruhigstellung, verbaler Beistand, ...) können von der anwesenden Ärztin bzw. dem anwesenden Arzt auch medikamentöse Maßnahmen zur Schmerzreduktion getroffen werden.

Zur Schmerzanamnese gehören die Schmerzcharakteristik (z.B. brennend, stechend, ziehend, kolikartig, ...) und die Lokalisation genauso wie die Schmerzintensität. Diese kann am einfachsten mittels NRS (= Numeric Rating Scale; 0– 10 Punkte) objektiviert werden. Diese Informationen sollten erhoben, weitergegeben und dokumentiert werden.

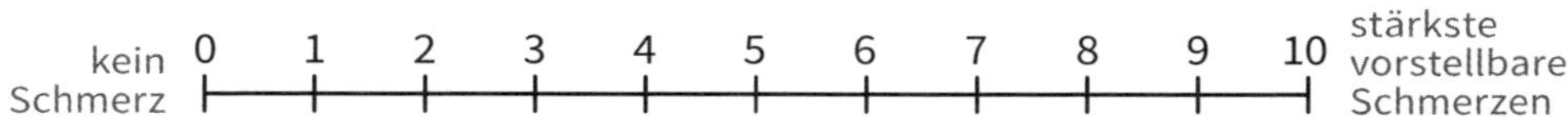

Im Folgenden werden gängige Präparate zur Schmerztherapie im Notfall vorgestellt:

Nichtopioid-Analgetika

Paracetamol

Paracetamol ist gut fiebersenkend, jedoch eher schwach analgetisch wirksam und wird daher in der Notfallversorgung eher als Antipyretikum denn als Analgetikum eingesetzt. Zur Anwendung kommt es sowohl oral als auch als Supp. oder i.v. Präparat.

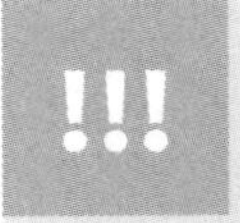

CAVE: Paracetamol ist lebertoxisch und wird vor allem in angloamerikanischen Ländern sehr häufig in suizidaler Absicht eingenommen!!

Dosierung:

- Erw.: 500 mg p.o. (max. 4 x tgl.), 1000 mg i.v.
- Ki: < 10 kg KG 125 mg rect., > 10 kg KG 250 mg rect.

Spätestens ab dem Schulkindalter werden Suppositorien von den kleinen Patientinnen und Patienten nur widerwillig akzeptiert. Außerdem haben sich in den letzten Jahren anwenderfreundlichere (und wohlschmeckendere) Alternativen etabliert.

Ibuprofen

Ibuprofen ist gut fiebersenkend, antientzündlich und schmerzstillend. Es sind verschiedenste Darreichungsformen (Tabletten, Saft, Zäpfchen, i.v. Präparate) erhältlich. Vorteilhaft ist vor allem für Kinder der Saft (Nureflex), der in zwei Konzentrationen (20 mg/ml: Orange, 40 mg/ml: Erdbeere) erhältlich ist. Mittels beigelegter Spritze und aufgedruckter Tabelle ist der Nureflex-Saft auch im Notfall sicher und gut dosierbar.

Dosierung:

- Oral: 10–20 mg/kg KG (Tagesdosen 20–30 mg/kg KG)
- I.v.: Erw. 400–600 mg als Infusionslösung (Tagesdosis 1200 mg)

Diclofenac

Diclofenac (z.B. Voltaren) ist gut antiphlogistisch, antipyretisch und analgetisch wirksam. Auch Diclofenac ist in verschiedensten Präparaten und Anwendungsformen erhältlich. Im notfallmedizinischen Setting ist in den meisten Fällen die i.v. Gabe angezeigt.

Dosierung:

- Erw.: 75 mg (Tageshöchstdosis 150 mg) als Kurzinfusion

Penthrop

Methoxyfluran ist ein Narkosegas, das über gute analgetische Eigenschaften verfügt. Seit einigen Jahren ist es unter dem Handelsnamen Penthrop als inhalatives Analgetikum erhältlich. Nach Vorbereitung des Inhalators atmet die Patientin/der Patient durch eine Vorrichtung eine Mischung aus Raumluft und Methoxyfluran ein. Nach wenigen Minuten stellt sich ein deutlich schmerzhemmender Effekt mit einer leicht euphorisierenden Wirkung ein.

Vorteile bringt Penthrop, welches ausschließlich für erwachsene Patientinnen und Patienten zugelassen ist, in der Traumaschmerztherapie. In schwer zugänglichen Regionen (z.B. Bergrettungseinsätze) bietet Penthrop eine adäquate Analgesie bei geringem Nebenwirkungsprofil.

Fehlt eine über die Schmerztherapie hinausgehende Indikation für einen Gefäßzugang, kann mit Penthrop auch ohne Venenzugang rasch eine gute schmerzstillende Wirkung erzielt werden.

Dosierung:

- Erstdosierung 3ml Methoxyfluran, bei Nachlassen der Wirkung darf einmalig eine weitere 3-ml-Dosis verabreicht werden. Mit einem Wirkeintritt ist binnen drei bis fünf Minuten zu rechnen, für die Aufrechterhaltung einer suffizienten Schmerztherapie ist kontinuierliches Inhalieren notwendig. Mit einer deutlichen Reduktion der Wirkung ist 10–15 Minuten nach Inhalationsende zu rechnen.

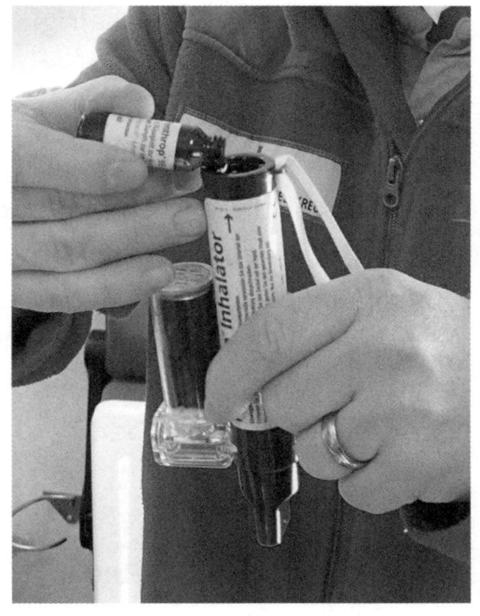

Ketanest

Ketamin ist ein potenter NMDA-Rezeptorantagonist, der dosisabhängig eine gute Analgesie bis hin zu einer dissoziativen Anästhesie ermöglicht. Obwohl inzwischen eigentlich ausschließlich das S-Enantiomer (Ketanest S) verfügbar ist, empfiehlt sich dennoch eine gute Sedierung mittels Midazolam oder auch Propofol, um die ausgeprägten psychotropen Effekte zu minimieren.

Der sympathomimetische Effekt macht Ketamin dank seiner kreislaufstabilen Wirkung zu einem in der Notfallversorgung sehr brauchbaren Schmerzmittel.

Umstritten ist die Verwendung beim SHT (ohne Beatmung), da es über den Weg einer CO_2-Erhöhung einen hirndrucksteigernden Effekt haben soll, sowie der Einsatz bei kardialen Patienten/Patientinnen, da die sympathomimetischen Effekte auch den myokardialen Sauerstoffverbrauch steigern.

Dosierung:

- Analgesie: 0,25–0,5 mg/kg KG
- Narkoseeinleitung: 1–2 mg/kg KG;
  CAVE: gesteigerte Muskelrigidität

Opioid-Analgetika

Opiate eignen sich durch ihre hochpotente Wirkung sehr gut zur Analgesie in Notsituationen. Die komplizierte Handhabung (Suchtgiftgebahrung!!) und Angst vor den Nebenwirkungen (Atemdepression) schränken die Anwendung im Notfall jedoch oftmals ein. Die Wirkung wird über Opiatrezeptoren vermittelt und kann durch den kompetitiven Antagonisten Naloxon aufgehoben werden.

Fentanyl

Das synthetische Opiat Fentanyl ist durch seine kurze Anschlagzeit und eine Wirkdauer von ca. 30 min gut steuerbar. Atem- und Kreislaufdepression sind gefürchtete Nebenwirkungen, lassen sich jedoch bei vorsichtiger Titration gut beherrschen. Bei Kindern und in schwierigen Lagen lässt sich Fentanyl auch nasal verabreichen. Am besten resorbiert wird es, wenn dabei ein spezieller „Zerstäuberaufsatz“ (MAD) verwendet wird.

Dosierung:

- i.v. (1)2–(5) mcg/kg KG; Kinder benötigen tendenziell größere Mengen
- nasal: ca. 2 mcg/kg
  CAVE: pro Nasenloch nicht mehr als max. 1 ml

Vendal

Morphin ist vor allem für Patientinnen/Patienten mit kardialen Notfällen gut geeignet, da es vorlastsenkende Effekte und auch eine euphorisierende Wirkung aufweist. Einzig der Wirkeintritt dauert bis zu 15 min, was die Anwendbarkeit bei hochakuten Geschehen einschränkt.

Dosierung:

- Erw.: 5–10 mg langsam i.v.
- Ki.: 0,05–0,1 mg/kg

Sedierung

Die Schmerzwahrnehmung wird in besonderem Ausmaß von der emotionalen Konstitution des Notfallpatienten/der Notfallpatientin beeinflusst. In den meisten Notfallsituationen ist daher auch eine angemessene Sedierung angezeigt.

Dazu eignen sich Benzodiazepine (Midazolam, Diazepam) ebenso wie geringe Propofol-Dosen (Boli à 20–25 mg je nach Wirkung).

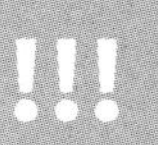

CAVE bei Propofol: Atemstillstand bei Überdosierung

POLYTRAUMA

Definition

„Das Polytrauma ist eine durch einen Unfall entstandene Mehrfachverletzung mit Beteiligung mehrerer Organsysteme, wobei eine dieser einen lebensbedrohlichen Schweregrad erreicht hat.“

Das Polytrauma
Ungeheuer et al., Urban & Schwarzenberg 1985

Inzidenz

Das Polytrauma erreichte in den 1980er Jahren die höchste Inzidenz (mehr als 1000 Fälle pro Jahr in Österreich). Bedingt durch entsprechende Schutzmaßnahmen vor allem im Straßenverkehr sind die Fallzahlen deutlich rückläufig. Trotzdem ist es nach wie vor die führende Todesursache von Personen unter 45 Jahren. Der Altersgipfel liegt bei 34 Jahren, wobei vorwiegend Männer (3 : 1) betroffen sind. Das Polytrauma ist ein Unfall des ländlichen Bereichs, außerhalb der Regelarbeitszeit und wird in unseren Breiten vorwiegend durch stumpfe Gewalteinwirkung verursacht.

Verletzungsmuster

Es liegen zu

- 80 % Extremitätenfrakturen inklusive Becken,
- 67 % Schädelhirntraumen,
- 25–50 % Thoraxtraumen,

- 12–40 % abdominelle Verletzungen,
- 10–15 % Wirbelsäulenverletzungen

vor.

Pathophysiologie

Bedingt durch die Mehrfachschädigungen sind die pathophysiologische Endstrecke des Polytraumas die „Hypovolämie und die Hypoxie". Es sterben 50 % aller Opfer bereits an der Unfallstelle, 30 % in den ersten sechs Stunden an den Folgen des Schocks, der Blutung bzw. am SHT und 20 % an den Spätfolgen (Sepsis, Multiorganversagen).

Präklinisches Management

Die „Golden Hour" des Polytraumamanagements liegt auch nachweislich bei 60 Minuten. Patientinnen/Patienten, die innerhalb dieser Zeitspanne nach dem Unfall in der Endversorgung sind, haben eine deutlich bessere Prognose. Das bedeutet, dass sich in den meisten Fällen das präklinische Verweilen auf maximal 20 Minuten reduzieren muss. Alle Maßnahmen, die innerhalb dieser Zeit erfolgen können, werden durchgeführt, sind aber die äußeren Umstände (Bergung, Situation vor Ort, Hilfskräfte) derart eingeschränkt, dass der Zeitrahmen nicht eingehalten werden kann, steht die Transportpriorität im Vordergrund. Wesentlich ist auch der Transport in ein Zentralkrankenhaus mit 24-h-Bereitschaft von diversen Fachdisziplinen (Anästhesie, Intensivmedizin) und entsprechenden diagnostischen Einrichtungen und einer Blutbank. Zwischenstopps in nahe gelegenen Standardkrankenhäusern verzögern die Zeit bis zur endgültigen Versorgung und haben sich als nicht zielführend erwiesen.

Maßnahmen

Die Erstmaßnahmen stützen sich auf die Blutstillung (nach Möglichkeit) und die Verbesserung des Sauerstofftransports. Dies erfolgt durch Anlegen der O_2-Maske; liegt bereits ein Atemstillstand vor, muss die Patientin/

der Patient beatmet werden. Jede Polytraumapatientin bzw. jeder Polytraumapatient sollte auch mit einem (besser zwei) großen venösen Zugängen versorgt werden, wo man primär etwa 1000 ml kristalloide Lösung appliziert, bis der Puls an der A. radialis tastbar ist. Die in den 1990er Jahren praktizierte Massivvolumentherapie ist passé! Es hatte sich gezeigt, dass die hochvoluminöse Therapie durch Abnahme des Hämatokrits zum Entstehen einer Verdünnungskoagulopathie, zur Auskühlung sowie zu mechanischer Ablösung von Clots führt und auch der höhere Blutdruck die Blutung verstärkt! Ziel ist heute die „permissive Hypotension“: Man lässt einen niedrigeren Blutdruck zu! Der Kreislauf einer Polytraumpatientin bzw. eines Polytraumapatienten (ohne SHT!) ist mit einem systolischen Blutdruck von 80 bis 100 mmHg ausreichend. Liegt zusätzlich auch ein SHT vor, sollte ein höherer Blutdruck angestrebt werden, den man aber eher mit Katecholaminen bzw. Vasokonstriktoren aufrechterhält als mit mehr Volumengabe. Schockierte Patientinnen/Patienten benötigen im Regelfall deutlich weniger Analgesie als „normale“, sodass vor der wahllosen Verabreichung von Morphinen zur Schmerzbekämpfung gewarnt werden muss.

Die Gabe von Morphinen und Sedativa zieht in vielen Fällen die sofortige Notwendigkeit zur Intubation und Beatmung nach sich und ist meist mit einem drastischen Blutdruckabfall verbunden. Für erfahrene Notärztinnen bzw. Notärzte ist die präklinische Narkoseeinleitung mit folgender Intubation und kontrollierter Beatmung des Polytraumas beinahe als Standard anzusehen, wobei aber auch dabei der Zeitfaktor (20 min präklinische Verweildauer) in Betracht gezogen werden muss. Bei dieser Gelegenheit muss auch festgestellt werden, dass – vor allem, wenn der Hubschraubertransport nicht möglich ist – eine Beschleunigung des Transports durch Entgegenfahren zur Notärztin bzw. zum Notarzt nicht verboten, sondern erwünscht ist.

Reanimation des Polytraumas

Die Reanimationserfolge beim Polytrauma sind Raritäten. Ein „echtes“ stumpfes Polytrauma mit Verletzung mehrerer Organe ist infolge „inneren Ausblutens“ präklinisch nicht reanimierbar, es reduziert sich auf die Fälle, wo die Hypoxie die Ursache des Stillstandes war, was evtl. durch Beatmung behoben werden kann (Verschüttung, Thoraxtrauma, Pneumothorax, hoher Querschnitt, SHT usw.), wobei aber gerade bei diesen Patientinnen bzw. Patienten die Prognose sehr schlecht ist. Für eine Notfallthorakotomie mit Eröffnung des Herzbeutels, Entleerung einer Perikardtamponade bzw. Übernähen einer Herzverletzung benötigt man entsprechende Ausbildung, Erfahrung und auch eine geübte Mannschaft (= OP-Team).

DYSPNOE

Einleitung

Die akute Atemnot ist einer der häufigsten Gründe zur Anforderung ärztlicher Hilfe. Die Patientin/der Patient befindet sich üblicherweise in einer stark angstbehafteten Ausnahmesituation. Dem subjektiven Gefühl der Atemnot muss nicht unbedingt auch eine Erkrankung der Luftwege oder Atmungsorgane zugrunde liegen.

Allgemeine Symptomatik

Die Patientin/der Patient präsentiert sich mit den typischen Atemnotsymptomen: Atemnebengeräuschen, deutlich sichtbar erschwerte Atmung, Tachypnoe (zu schnelle Atmung), Orthopnoe (Atmung unter Einsatz der Atemhilfsmuskulatur), Zyanose, Einziehungen oder Nasenflügeln (Kinder).

Bei der Auskultation finden sich möglicherweise feuchte Rasselgeräusche (fein- bis grobblasig, eventuell klingend) bei Flüssigkeitsaustritt ins Lungengewebe (Lungenödem). Trockene, spastische Rasselgeräusche finden sich bei COPD oder Asthma bronchiale vor. Im weit fortgeschrittenen Fall eines Asthma bronchiale auskultiert man eine sogenannte „silent lung“ als Hinweis auf kaum mehr vorhandene Luftbewegung in den Atemwegen. Eine Messung von Blutdruck, Pulsfrequenz und Pulsoxymetrie ist bei jeder Patientin/jedem Patienten mit Atemnot obligat. Es können damit Ursachen schnell gefunden sowie eine Einschätzung der Gesamtsituation erleichtert werden.

Allgemeine therapeutische Schritte

Jede noch ansprechbare Patientin/jeder noch ansprechbare Patient lagert sich selbst in der für sie/ihn am besten geeigneten Position. Diese sollte auch nur in Ausnahmefällen (Intubation) geändert werden. Jede Patientin/jeder Patient mit Dyspnoe erhält im Notfall Sauerstoff! Eine zu hohe Sauerstoffzufuhr kann über Verminderung des Atemantriebes zu einem Anstieg des pCO_2 > 45 mmHg führen. Ein deutliches Indiz für diese Hyperkapnie ist die zunehmende Eintrübung des Sensoriums. Tritt dieser Zustand ein, muss die Sauerstoffzufuhr reduziert bzw. unterbrochen werden. Keinesfalls darf eine derart gefährdete Patientin/ein derart gefährdeter Patient mit angelegter Sauerstoffmaske ohne Überwachung abtransportiert werden. Die weitere Therapie richtet sich nach der vermuteten Ursache. Die Dosierung der Sauerstoffgabe richtet sich nach der Pulsoxymetrie und ist bei Werten unter 93 % weiterzuführen.

Differentialdiagnose

Die Möglichkeiten der Differentialdiagnose der akuten Atemnot sind vielfältig und stützen sich in erster Linie auf die Anamnese (inklusive der aktuellen Medikation) der Patientin/des Patienten, die klinische Untersuchung und den Auskultationsbefund.

Das akute Lungenödem

Die häufigste Ursache für ein akutes Lungenödem ist der hypertensive Notfall. Durch die exzessive Belastung des linken Ventrikels bei stark erhöhten Blutdruckwerten kommt es zum Rückwärtsversagen des Ventrikels mit Rückstau von Blut in den Lungenkreislauf. Flüssigkeit wird durch die Kapillaren ins Interstitium und, wenn die Ursache nicht behoben wird, in die Alveolen ausgepresst. Im Stadium des interstitiellen Lungenödems, wenn also die Flüssigkeit erst ins Interstitium und noch nicht in die Alveolen ausgepresst wird, fehlen meist feuchte Rasselgeräusche des typischen alveolären Ödems. Die primär nur interstitielle

Flüssigkeitsanschoppung erzeugt vorerst trockene RGs (= Asthma cardiale), was für die Diagnostik irreführend sein kann. Sobald Flüssigkeit aus dem Interstitium in die Alveolen übergetreten ist, sind feuchte Rasselgeräusche hörbar.

Therapeutische Maßnahmen

Ist der Blutdruck die Ursache des Lungenödems (hypertensiver Notfall), soll dieser rasch behandelt werden. Nach Absenkung des Blutdruckes bildet sich im Normalfall auch das Lungenödem wieder zurück. Die anderen Ursachen können, wie schon beim kardiogenen Schock beschrieben, primär kaum beeinflusst werden.

COPD und Asthma bronchiale

Die zweite große Gruppe von Erkrankungen, welche häufig zum Symptom „Dyspnoe“ führt, sind die obstruktiven Lungenerkrankungen. Oft haben die Patientinnen und Patienten eine entsprechende Anamnese und wissen über ihre Erkrankung Bescheid, Erstmanifestationen von Asthma bronchiale im Kindes- und Jugendalter sowie akute und schwere Anfälle kommen jedoch häufig als Notfall vor. Beiden Erkrankungen gemeinsam sind die erschwerte Ausatmung und die Überblähung der Lunge. Spastische RGs sind in den meisten Fällen auskultierbar. Pathophysiologisch präsentieren sich drei Faktoren:

- Bronchokonstriktion (durch kontrahierte glatte Muskulatur),
- Dyskrinie (Bildung von zähem Schleim, der die Bronchien verlegt und nur schwer abgehustet werden kann),
- Entzündung. (Diese führt zum Schleimhautödem. Dadurch wird der Querschnitt der Atemwege nochmals eingeengt.)

Schwere Anfälle können mit einem äußerst abgeschwächten bis fehlenden Atemgeräusch einhergehen. Man spricht daher von der „silent lung“ oder „silent chest“. Die „silent lung“ kann als absolutes Alarmzeichen gewertet werden. Die Patientin bzw. der Patient ist bereits beatmungspflichtig oder droht ohne erfolgreiche Therapie beatmungspflichtig zu werden.

Therapie bei Asthma bronchiale

Asthmatiker/Asthmatikerinnen profitieren erheblich von der Anwendung inhalativer Betamimetika. Dosieraerosole sind als erster Schritt zu versuchen. Grundsätzlich stützt sich die Therapie des Asthmaanfalles auf die Behandlung dieser drei Faktoren:

- Betamimetika wirken gegen die Bronchokonstriktion (z.B. Salbutamol, Fenoterol Dosieraerosol 1–2 Hub, Terbutalin 0,5–1 mg vernebelt oder 0,005 mg/kg KG i.v.).
- Kristalloide Infusionslösung (z.B. 500 ml Vollelektrolytlösung i.v.) zur Verflüssigung des zähen Schleims und zum Ersatz des durch die Ortho- und Tachypnoe verlorenen Volumens.
- Kortikosteroide (z.B. 125–250 mg Prednisolon i.v.), um der Entzündungsreaktion entgegenzuwirken und die Wirkung der Beta-Mimetika zu erhöhen. Inhalative Kortikoide wirken erst mit Verzögerung, sind daher primär beim Asthmaanfall nicht indiziert.

Therapie der exazerbierten COPD

Auch die Atemnot von Patientinnen bzw. Patienten mit COPD bessert sich möglicherweise auf Betamimetika, allerdings meist nur gering. Der Bronchospasmus steht hier ja auch nicht im Vordergrund. Gerade bei diesen Patientinnen und Patienten ist aber besonderes Augenmerk auf die Nebenwirkung Tachykardie (die durch Betamimetika ausgelöst wird) zu legen.

Gute Erfolge zeigt oft die Inhalation eines Anticholinergikums (z.B. Ipratropriumbromid) in Kombination mit einem Beta-2-Mimetikum (z.B. Berodual-Dosieraerosol).

Ein Unterdrücken der Entzündung mittels Kortison ist auch bei COPD indiziert, es sind aber niedrigere Dosen erforderlich (z.B. reichen 70–100 mg Prednisolon i.v. üblicherweise aus).

Versorgung durch die Notärztin/den Notarzt

Verneblermasken eignen sich zum gezielten topischen Einsatz von Parasympatholytika und Betamimetika bei obstruktiven Lungenerkrankungen. Durch Vernebeln des Medikamentes wird der Effekt der Dosieraerosole über einen längeren Zeitraum genutzt, es kann prinzipiell beliebig lange vernebelt werden.

NIV (Nicht invasive Ventilation)

Des Weiteren gibt es Beatmungsgeräte, die meist über die Möglichkeit einer nicht invasiven Atemhilfe (CPAP) verfügen. Die Aufrechterhaltung eines endexspiratorischen Überdruckes von 5 bis 10 Millibar verhindert im Fall des Lungenödems einen weiteren Einstrom von Flüssigkeit in Richtung Alveole und im Fall von COPD/Asthma den Kollaps der kleinen Atemwege am Ende der Exspiration und unterstützen die Einatmung durch Angleichen an den „Intrinsic PEEP“ dieser Patientinnen und Patienten. Von diesem Verfahren profitieren vor allem COPD-Patienten/-Patientinnen, denen mit den übrigen Therapiemaßnahmen im Akutfall nur unzureichend geholfen werden kann. Allerdings ist die Anwendung der CPAP-Atemhilfe mit der Notwendigkeit einer großen Compliance der Patientin/des Patienten verbunden, die in der Situation akuter Atemnot oft nicht vorhanden ist. Das Aufpressen der Beatmungsmaske wird oft als unangenehm und sehr beengend empfunden, sodass alternative Atemhilfen, wie z.B. der CPAP-Helm oder die „Full-Face-Maske“, oft angenehmer sind. Wird die CPAP-Therapie allerdings toleriert, merken die Betroffenen nach wenigen Minuten den Effekt einer spürbaren Erleichterung der Atmung.

Lässt sich die respiratorische Insuffizienz konservativ nicht beheben bzw. kommt es sogar zu einer Verschlechterung des Zustandes, müssen die Patientinnen/Patienten intubiert, beatmet und zu diesem Zwecke auch narkotisiert werden. Das erfordert einige mit dem Narkosearbeitsplatz vergleichbare apparative und personelle Ressourcen.

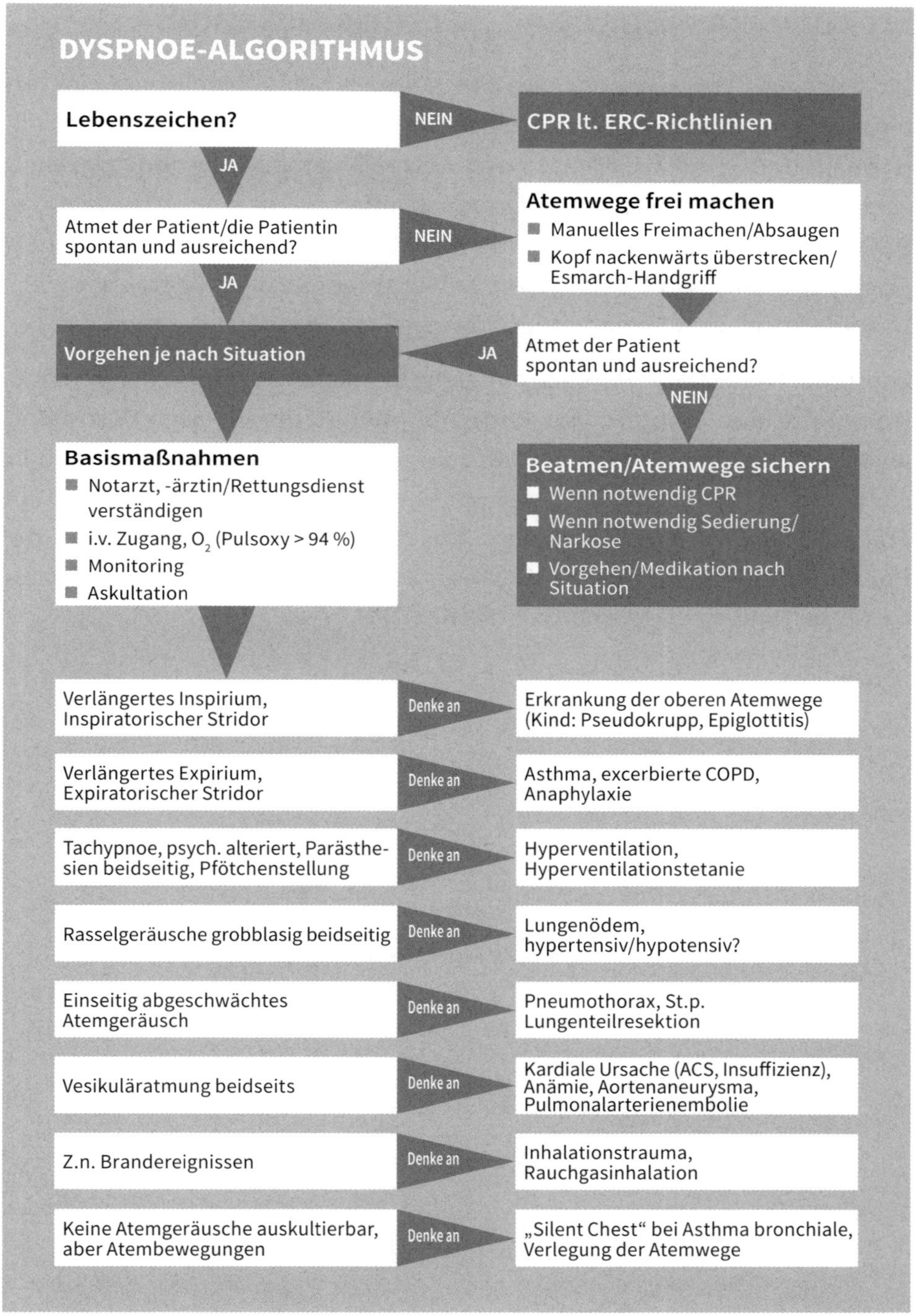

DYSPNOE-ALGORITHMUS

Lebenszeichen? — NEIN → **CPR lt. ERC-Richtlinien**

JA ↓

Atmet der Patient/die Patientin spontan und ausreichend? — NEIN → **Atemwege frei machen**
- Manuelles Freimachen/Absaugen
- Kopf nackenwärts überstrecken/ Esmarch-Handgriff

↓

Atmet der Patient spontan und ausreichend? — JA → Vorgehen je nach Situation

NEIN ↓

Beatmen/Atemwege sichern
- Wenn notwendig CPR
- Wenn notwendig Sedierung/ Narkose
- Vorgehen/Medikation nach Situation

(Atmet der Patient/die Patientin spontan und ausreichend?) JA ↓

Vorgehen je nach Situation

↓

Basismaßnahmen
- Notarzt, -ärztin/Rettungsdienst verständigen
- i.v. Zugang, O_2 (Pulsoxy > 94 %)
- Monitoring
- Askultation

↓

Verlängertes Inspirium, Inspiratorischer Stridor	Denke an	Erkrankung der oberen Atemwege (Kind: Pseudokrupp, Epiglottitis)
Verlängertes Expirium, Expiratorischer Stridor	Denke an	Asthma, excerbierte COPD, Anaphylaxie
Tachypnoe, psych. alteriert, Parästhesien beidseitig, Pfötchenstellung	Denke an	Hyperventilation, Hyperventilationstetanie
Rasselgeräusche grobblasig beidseitig	Denke an	Lungenödem, hypertensiv/hypotensiv?
Einseitig abgeschwächtes Atemgeräusch	Denke an	Pneumothorax, St.p. Lungenteilresektion
Vesikuläratmung beidseits	Denke an	Kardiale Ursache (ACS, Insuffizienz), Anämie, Aortenaneurysma, Pulmonalarterienembolie
Z.n. Brandereignissen	Denke an	Inhalationstrauma, Rauchgasinhalation
Keine Atemgeräusche auskultierbar, aber Atembewegungen	Denke an	„Silent Chest“ bei Asthma bronchiale, Verlegung der Atemwege

Fremdkörperaspiration – Erstickungsanfall

Die Verlegung der Atemwege ist eine seltene, bei rechtzeitigem Eingreifen meist vermeidbare Todesursache. Primäre Probleme sind zwar die Hypoxie und Hyperkapnie, je nach Ausmaß der Obstruktion tritt auch verzögert Bewusstlosigkeit auf, sodass anfangs noch die Mitarbeit der Patientin bzw. des Patienten möglich ist. Die/der Betroffene wird zum Husten motiviert und, solange bei Bewusstsein, in „vornübergebeugter“ Haltung durch fünf Schläge zwischen die Schulterblätter unterstützt.

Zeigt sich kein Erfolg, wendet man den Heimlich-Handgriff an: Man stellt sich hinter die Patientin/den Patienten, beugt sie/ihn nach vorne und legt die Faust über die Magengrube, die andere Hand greift die Faust und zieht diese kräftig schräg zu sich und nach oben. Dies wiederholt man abwechselnd mit Rückenschlägen, bis das Problem gelöst ist oder die Patientin/der Patient bewusstlos wird. Tritt danach sogar ein Herz-Kreislauf-Stillstand ein, beginnt man mit der CPR.

NEUROLOGISCHER NOTFALL

„Schlaganfall“ (ischämischer Insult – intrakranielle Blutung)

Der „Schlaganfall“ ist seit mehreren hundert Jahren in vielen Fällen ein schicksalhaftes Geschehen, das auch in der heutigen modernen Medizin für die Ersthelferin/den Ersthelfer nur sehr geringe therapeutische Optionen bietet. In den letzten zehn Jahren hat sich die Rekanalisierung der Hirngefäße (interventionelle Radiologie) wahrhaft als Meilenstein in der Therapie des ischämischen Insults erwiesen, was zu einer deutlichen Verbesserung der Lebensqualität der betroffenen Patientinnen/Patienten führt. Dementsprechend ist das oberste Ziel der Schlaganfallbehandlung die frühzeitige Diagnostik mittels Computertomographie und die Abklärung auf mögliche Intervention.

Definition

Der „Schlaganfall“ ist eine akute Durchblutungsstörung des Gehirns, die zu Funktionsausfällen führt. Die mit Abstand häufigste Ursache ist mit circa 80 % der ischämische Insult. Als wichtigste Differentialdiagnose ist hier die zerebrale Blutung (ca. 15 %) zu erwähnen. Subarachnoidalblutungen (ca. 5 %), Sinusvenenthrombose, Hirntumore und Enzephalitiden sind seltener. Die Unterscheidung vor Ort ist nur schwer möglich. Daher ist nach der adäquaten Erstversorgung der rasche Transport in eine Klinik mit der Möglichkeit, eine zerebrale Computertomographie durchzuführen, wichtig. Idealerweise sollten Patientinnen/Patienten, die die Kriterien einer Akutthrombolyse erfüllen, einer „Stroke Unit“ vorgestellt werden. Das Wichtigste ist der schnellstmögliche Transport und nur bei absehbarer vitaler Bedrohung primär notarztpflichtig – „Time = Brain“.

Symptome

Allgemeinsymptome wie Kopfschmerzen (bei massivem „peitschenschlagartigem“ Kopfschmerz an Subarachnoidalblutung denken), Übelkeit und Erbrechen kommen bei intrazerebralen Blutungen häufiger vor als bei ischämischer Genese. Die Bewusstseinseintrübung ist aufgrund der oft zunehmenden Raumforderung typischerweise fortschreitend.

Ausfallerscheinungen, welche beim ischämischen Insult häufig als alleinige Symptomatik auftauchen, sind abhängig von der Lage der Läsion.

- Beim Auftreten einer **Hemiparese** liegt die Läsion im Verlauf der Pyramidenbahn und tritt meist mit einer Hemihypästhesie auf. Außerdem sind die Muskeleigenreflexe gesteigert und initial ist die Parese oft schlaff. Eine **Tetraparese** ist Folge einer Hirnstammläsion und meist mit Hirnnervenausfällen kombiniert.
- **Monoparesen** sind eher selten und lassen sich auf kleine Läsionen im motorischen Kortex zurückführen.
- Weitere Ausfallsymptome sind ein **Herdblick** in Richtung der Läsion, **Hirnnervenausfälle** (z.B. der typische hängende Mundwinkel, Blickparesen etc.), **Kleinhirnsymptome** (Ataxie, Schwindel etc.), **Aphasie**, **Agnosie** und einige mehr.

Diagnostik

Die Diagnose wird durch die klinisch-neurologische Untersuchung gestellt. Auch in der heutigen Zeit gibt es keine präklinisch verfügbare Methode, um die Differentialdiagnose zwischen ischämischem und hämorrhagischem Insult zu ermöglichen. Es muss wiederholt werden, dass bei jeder neurologischen Symptomatik eine Hypoglykämie per Blutzuckerbestimmung ausgeschlossen wird.

Erstversorgung – Therapie

Ursächliche Therapien, wie eine eventuelle Lyse, sind erst nach CT-Diagnostik und Ausschluss einer Blutung dem Krankenhaus vorbehalten, womit sich die Erstversorgung auf Basismaßnahmen beschränkt:

- Zu allererst ist die **Atmung** sicherzustellen und eine eventuelle **Aspiration** zu verhindern. Letzteres ist insbesondere wichtig, da die Aspiration eine häufige Komplikation des Schlaganfalls ist.
- Eine Bewusstlosigkeit erfordert die stabile Seitenlagerung, sonst ist eine Hochlagerung des Oberkörpers auf ca. 30° zu bevorzugen, um einem gesteigerten intrakraniellen Druck entgegenzuwirken.
- Bei einer Sauerstoffsättigung von < 94 % sollte der Patientin/dem Patienten Sauerstoff zugeführt und ein peripherer venöser Zugang gelegt werden.
- Der **Blutdruck** soll keinesfalls zu schnell oder zu stark gesenkt werden. Erst bei einem Druck von > 220/120 mmHg wird vorsichtig um maximal 20 % des Ausgangswertes zum Beispiel mit Ebrantil gesenkt. Wenn der mittlere arterielle Druck auf < 100 mmHg sinkt, empfiehlt sich die Verabreichung von kristalloiden Infusionslösungen.
- **Thrombolyse**: Der Nutzen der Thrombolyse ist umso größer, je rascher die Therapie zur Anwendung kommt. Der optimale Zeitraum für eine Lysetherapie liegt innerhalb der ersten 4,5 Stunden nach Auftreten der ersten Symptome. Dieses Therapiefenster kann in Einzelfällen auf maximal neun Stunden ausgeweitet werden.

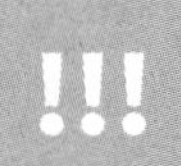

CAVE: „Die Hypoglykämie ist das Chamäleon der Medizin." Sie kann praktisch jede denkbare neurologische Störung imitieren!

NEUROLOGISCHER NOTFALL

Indikation zur frühzeitigen Intervention (Stroke Unit)

Rascher Transport ins Zentrum:

- typische Schlaganfallsymptomatik,
- < 85 Jahre,
- Patientin/Patient nicht komatös,
- kein Krampfanfall,
- Stroke Unit innerhalb 3 h, ideal 90 min nach Ereignis erreichbar.

Kontraindikationen für eine frühzeitige Intervention

Transport ins nächstgelegene Krankenhaus:

- Blutzucker < 50 mg/dl oder > 400 mg/dl,
- anamnestisch Zustand nach Hirnblutung,
- orale Antikoagulation,
- bekannte Thrombozytopenie.

(Quelle: Schlaganfall-Projekt, Gesundheitsplattform Steiermark, 2017; 90 % der Schlaganfallpatienten in Stroke Unit)

Der epileptische Anfall

Definition

Der epileptische Anfall ist im Notfall ein generalisierter Krampfanfall („Grand-mal-Epilepsie"). Dieser sieht meist sehr dramatisch aus, trotzdem heißt es, Ruhe zu bewahren. Die meisten einzelnen Anfälle sind selbstlimitierend und dauern nicht länger als fünf Minuten. Typisch und diagnostisch beweisend ist meist der postiktale Dämmerzustand. Als Status epilepticus wird ein andauernder Krampfanfall oder mehrere generalisierte Anfälle hintereinander mit Anhalten der Bewusstlosigkeit über 30 Minuten bezeichnet. Dies bedeutet Lebensgefahr!

Symptome

Zum Zeitpunkt des Eintreffens der Helferinnen/Helfer ist der Anfall meist bereits abgelaufen. Es findet sich die Patientin/der Patient im klassischen postiktalen Dämmerzustand, einer Form der Müdigkeit, aus der diese/dieser zusehends aufklart. Typisch sind weiterhin die Verschmutzungen der Kleidung durch die unkontrollierbaren Muskelkontraktionen der am Boden liegenden Patientin bzw. des am Boden liegenden Patienten sowie die Zeichen des vorangegangenen Zungenbisses und Harnabgangs. Auch schwere Verletzungen während eines kurzen Anfalls können eine notfallmedizinische und stationäre Betreuung nach sich ziehen.

Auslöser – Diagnose – Differentialdiagnose

Die möglichen Auslöser sind sehr vielfältig. Häufig ziehen Stress, Schlafentzug und Alkohol- bzw. Drogenkonsum und deren Entzug Anfälle nach sich. Aber auch Hypoglykämien, Infekte oder Hyperventilation können mögliche Trigger sein. Des Weiteren kann auch ein Discobesuch durch Fotostimulation oder eine Antibiose mit Penicillin einen Krampfanfall bedingen.

Präklinisch erfolgt die Diagnose meist durch Fremdanamnese oder durch eigenes Beobachten des Anfalls. Differentialdiagnostisch ist die postiktale psychomotorische Unruhe zu erwähnen, in der die Patientin/der Patient nicht krampft, die Agitiertheit aber so stark ausgeprägt sein kann, dass es einer medikamentösen Therapie mit z.B. 10–15 mg Midazolam bedarf. Ansonsten sollte man einfach abwarten und eine entspannte Umgebung schaffen.

Differentialdiagnostisch ist der psychogene Krampfanfall zu erwähnen. Die Patientinnen/Patienten zeigen rezidivierende Klonismen, zwischenzeitlich jedoch völliges Aufklaren des Bewusstseins. Es fehlen der Zungenbiss und/oder Harnabgang und der klassische postiktale Dämmerzustand; die Patientinnen/Patienten sind im Anschluss an den Anfall völlig koordiniert und ansprechbar.

Erstversorgung – Therapie

Zu allererst ist auf den **Verletzungsschutz** der Patientin/des Patienten zu achten. Ein Polster unter dem Kopf und das Entfernen gefährlicher

Gegenstände können schlimme Verletzungen verhindern. Der früher gegebene Beißkeil ist jedoch absolut obsolet.

Des Weiteren sollte man im Rahmen des Möglichen die **Atemwege** sichern, **Sauerstoff** verabreichen und einer möglichen Aspiration vorbeugen. Ist der Anfall bereits vorüber, ist diesbezüglich die stabile Seitenlage nützlich.

Man sollte nicht vergessen, einen Blutzuckerstreifentest durchzuführen, um eine eventuelle **Hypoglykämie** ausgleichen zu können.

Im Notfall sollte nur der „Status epilepticus" (s.u.) akut behandelt werden.

Status epilepticus

Jeder epileptische Anfall, der länger als fünf Minuten anhält (oder ≥ zwei aufeinanderfolgende Anfälle über einen Zeitraum von mehr als fünf Minuten ohne Wiedererlangen des präiktalen neurologischen Ausgangsstatus), soll als Status epilepticus bezeichnet und behandelt werden.

Im „Status epilepticus" ist die Verabreichung von **hochdosierten Benzodiazepinen** das Mittel erster Wahl. Man sollte wirklich ausreichende Dosen applizieren und als Ersthelferin/Ersthelfer nicht verschiedene Medikamente mischen.

- Lorazepam 0,1 mg/kg (max. 4 mg/Bolusgabe, ggf. 1 x wiederholen) oder
- Clonazepam 0,015 mg/kg (max. 1 mg/Bolusgabe, ggf. 1 x wiederholen) oder
- Midazolam 0,2 mg/kg (max. 10 mg/Bolusgabe, ggf. 1 x wiederholen) oder
- Diazepam 0,15–0,2 mg/kg (max. 10 mg/Bolusgabe, ggf. 1 x wiederholen).

Es ist auf eine mögliche Atemdepression zu achten. Benzodiazepine wirken rasch. Falls dennoch der Krampfanfall persistiert, sind Therapieversuche mit Propofol (sedierende Dosis) bzw. Levetiracetam (1000–

2000 mg) durch die erfahrene Notärztin bzw. den erfahrenen Notarzt möglich.

Bei Patientinnen bzw. Patienten ohne i.v. Zugang kann Midazolam intramuskulär oder intranasal per Applikator (10 mg für Patientinnen/Patienten mit > 40 kg, 5 mg für jene mit < 40–13 kg/KG als Einzelgabe) appliziert werden.

Auch eine rektale Gabe von Diazepam (0,2–0,5 mg/kg, max. 20 mg) oder Midazolam bukkal kann bei fehlendem i.v. Zugang alternativ zu Midazolam i.n. oder i.m. angewendet werden.

KOMA

Die akute „Bewusstlosigkeit" ist eine der häufigsten Anforderungen im organisierten Notarztdienst. Die zugrundeliegenden Diagnosen umfassen ein sehr weites medizinisches Spektrum und sind dementsprechend medizinisch zu bewältigen. Allen gemeinsam ist, dass als Erstmaßnahme die Verhinderung der Aspiration oder des Zungen-Rachen-Verschlusses durch die einfache Seitenlagerung machbar ist. Nur in wenigen Fällen gibt es eine kausale Therapie. Im Besonderen werden die diabetische Stoffwechselentgleisung und die Intoxikation abgehandelt.

Hypoglykämisches Koma

Die Ursachen einer Hypoglykämie sind vielfältig. Oftmals ist die versehentlich falsche oder Überdosierung von verabreichtem Insulin oder das Auslassen einer Mahlzeit nach bereits erfolgter Insulingabe der Auslöser. Auch bei Umstellung auf ein anderes Insulinpräparat kommen Hypoglykämien durch inadäquate Dosierung vor. Es können jedoch auch orale Antidiabetika wie Sulfonylharnstoffe oder Glinide eine Hypoglykämie verursachen. Ausgiebige körperliche Aktivität oder ein beginnender Infekt führen ebenfalls durch erhöhten Verbrauch zum Absinken des Zuckerspiegels. Eine organische Ursache wie zum Beispiel das Insulinom ist selten.

Symptomatik

Die Hypoglykämie kann praktisch jedes denkbare neurologische Zustandsbild auslösen. Das klinische Erscheinungsbild einer stark ausgeprägten Unterzuckerung ist durch Zeichen einer Aktivierung des sympathischen Nervensystems gekennzeichnet. Die Hautfarbe der/des Betroffenen ist blass, die Haut schweißig. Die Patientin/der Patient zittert und ist tachykard. Sofern sie/er bei Bewusstsein ist, verspürt sie/er starkes Hungergefühl und Drang nach Süßem. Von der Patientin/dem Patienten eingenommene Medikamente wie Betablocker können diese Symptome zum Teil verschleiern. Zudem können nicht kardioselektive Betablocker durch Unterdrückung der adrenergen Gegenregulation (Glykogenolyse, Glukoneogenese) die Hypoglykämie begünstigen. Die Hypoglykämie führt bei entsprechender Ausprägung aufgrund des Energiemangels im Gehirn bis zur tiefen Bewusstlosigkeit, gegebenenfalls mit Ausfall der Schutzreflexe. Auch Krampfanfälle sind bei schweren Unterzuckerungen denkbar, eine Verwechslung mit einer Alkoholintoxikation ist möglich, gelegentlich auch begleitend! Demgegenüber ist die Diagnose schnell, sicher und einfach.

Bei jeder bewusstlosen Patientin bzw. jedem bewusstlosen Patienten ist ein Blutzuckertest obligat!

Erstversorgung

Die bewusstlose Patientin bzw. der bewusstlose Patient wird in die stabile Seitenlage gebracht. Ist sie/er klar und ansprechbar, so kann sie/er selbst über die Lagerung entscheiden. Ihr/ihm können gezuckerte Getränke oral verabreicht werden, gegebenenfalls kann auch Traubenzucker oder Glukosepaste zum Lutschen gegeben werden.

Ist das Bewusstsein der Patientin bzw. des Patienten getrübt oder ist sie/er gar bewusstlos, sind die oben genannten Maßnahmen nicht anzuwenden! Die Gefahr, dass Flüssigkeit oder gar Teile des Traubenzuckers aspiriert werden und die Atemwege verlegen, verbietet in diesem Fall jegliche orale Zufuhr. Ist die orale Verabreichung von Glukose aus den genannten Gründen nicht möglich, muss diese intravenös verabreicht werden, was sich bei Hypoglykämiepatienten/-patientinnen gelegentlich als Herausforderung darstellen kann.

Infusionslösung	Menge Glukose pro 100 ml	Volumen einer BE (12 g) Glukose
Glukose 5 %	5 g	240 ml
Glukose 40 %	40 g	3,3 ml

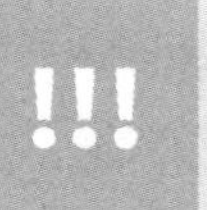

CAVE: 40%ige Glukose ist stark venenreizend. Zusätzliche Infusionslösung notwendig.

Laufende Kontrollen der Blutglukose nach erfolgter Therapie sind in etwa 15-minütigen Abständen bis zur Stabilisierung zu empfehlen. Da zum Beispiel das ursächlich verantwortliche Medikament länger wirksam sein als die zugeführte Glukose die Hypoglykämie ausgleichen kann, kann es mit einiger Latenz erneut zu einer Unterzuckerung kommen.

Ist die Ursache der Hypoglykämie nicht bekannt oder erhebbar, oder normalisiert sich der klinische Zustand der Patientin/des Patienten unter Normalisierung des Glukosespiegels nicht, ist weitere Hilfe (Rettung, Notärztin/Notarzt) hinzuzuziehen und eine stationäre Behandlung indiziert.

Hyperglykämisches Koma

Das Coma diabeticum durch Hyperglykämie ist wesentlich seltener und durch Blutzuckermessung rasch zu erkennen. Steht diese nicht zur Verfügung, sind trockene heiße Haut, azetonartiger Mundgeruch, bei Ketoazidose auch Kussmaul´sche Atmung (tiefe Atemzüge, hochfrequent) und Zeichen einer Exsikkose verdächtig.

Therapie

Als Ersthelferin bzw. Ersthelfer versucht man, einen venösen Zugang zu legen – wegen der Exsikkose schwierig–, infundiert isotone Lösungen, die meist begleitenden Elektrolytveränderungen können nur stationär behoben werden, ebenso ist eine Insulintherapie ambulant nicht zielführend und notwendig.

Toxisches Koma

Allgemeines

Eine Unzahl an Giften kann Komata und komaähnliche Zustände hervorrufen. Von landwirtschaftlichen Produkten wie Insektiziden bis zum „Schlafmittel" aus der Hausapotheke ist die Bandbreite der möglichen Substanzen unüberschaubar. Die folgende Zusammenschau beschränkt sich daher auf Opiate, Benzodiazepine und Alkohol, den häufigsten Ursachen für toxische Komata.

Opiate

Statistisch gesehen ist der typische, mit Opiaten Vergiftete in der Stadt lebend, männlich und jünger als 30 Jahre. Die für Opioide typische Symptomentrias besteht aus Bewusstseinsstörung bis zur Bewusstlosigkeit, Miosis und Bradypnoe. Ist die Situation nicht eindeutig, muss nach Einstichstellen an den typischen Lokalisationen gesucht werden. Dabei sind Einstiche keinesfalls nur in den Ellenbeugen zu suchen. Um die Einstichstellen zu verbergen, spritzen Opiatabhängige auch zwischen die Zehen, in die Leiste oder Kniekehle. Begleitend können kardiovaskuläre Symptome wie Bradykardie und Blutdruckabfall auftreten, bei langer Liegedauer der bewusstlosen Patientinnen/Patienten sind diese oft hypotherm und weisen auch einen Dekubitus auf. Die Auffindesituation ist oft typisch (öffentliche WC-Anlagen, Parks etc.), auf Selbstschutz (offen herumliegende Spritzennadeln) ist unbedingt zu achten, da die Durchseuchung mit infektiösen Hepatitiden und HIV in dieser Patientengruppe extrem hoch ist. Kommt es zum Herz-Kreislauf-Stillstand, ist die zerebrale Prognose aufgrund der hypoxischen Genese sehr schlecht.

Benzodiazepine

Benzodiazepine sind leichter zu beschaffen als Opiate, die Anzahl abhängiger Personen nicht zuletzt aufgrund der unkritischen Abgabe mehr als erschreckend hoch. Vergiftungen sind häufiger als jene mit Opiaten, wenngleich meist nicht so lebensbedrohend wie eine Opiatüberdosierung. Der Muskeltonus der Patientinnen und Patienten ist wie bei Vergiftung mit anderen Substanzen des sedativ-hypnotischen Formenkreises (Alkohol, Neuroleptika) schlaff, es fällt bei näherer Betrachtung eine Hyporeflexie auf. Die Bewusstseinslage ist getrübt bis komatös. Die Auffindesituationen sind unspezifisch, das Herausfinden des definitiven Agens oft erschwert und nur fremdanamnestisch beziehungsweise durch genaues Durchsuchen der Örtlichkeit (Tablettenverpackung im Abfallkübel, WC-Muschel etc.) möglich.

Erstversorgung

- **Selbstschutz**: Einige der Personen, die sich mit den einschlägigen Substanzen bis zur Bewusstlosigkeit zu vergiften pflegen, sind aufgrund ihres Lebensstils leider auch einem sehr hohen Risiko ausgesetzt, sich mit parenteral übertragbaren Infektionskrankheiten zu infizieren. Daher ist es ratsam, bei allen ärztlichen Tätigkeiten, vor allem aber beim Umgang mit spitzen und scharfen Gegenständen, besondere Vorsicht walten zu lassen und zumindest Einmalhandschuhe zu tragen.
- **Kontrolle der Vitalfunktionen** und entsprechende Maßnahmen wie Reanimation, Beatmung oder stabile Seitenlage.
- **Sauerstoffgabe**: Das vorrangige Problem bei Vergiftungspatienten ist die Atmung, welche durch Brady- bis Apnoe, Aspiration oder Ähnliches bedroht sein kann. Bei vorhandener Eigenatmung ist daher möglichst früh eine Aufsättigung der Atemluft mit Sauerstoff zweckmäßig. Legen eines peripher-venösen Zuganges und Infusion von Volumen (Vollelektrolytlösung, z.B. ELO-MEL isoton), da beinahe alle intoxikierten Patienten und Patientinnen hypovoläm und hypoton sind.

- Bei dringendem Verdacht auf Vergiftung mit Morphinen und Benzodiazepinen kann eine Antagonisierung angedacht werden. Diesbezüglich muss angemerkt werden, dass eine derartige Maßnahme auch ihre Tücken hat. Einerseits wirken die Antagonisten meist kürzer als das Antigen, weshalb diese Patientinnen/Patienten auch über Stunden überwacht werden und die Antagonisierung repitiert wird. Zum anderen kann bei Suchtabhängigen die forsche Antagonisierung zur akuten, schwer kontrollierbaren Entzugssymptomatik führen. Die Ultima ratio wäre eine Narkoseeinleitung mit Intubation und Beatmung.

Häufig verwendete Medikamente

Wirkstoff	Handelsname	Indikation	Kontraindikation	Dosierung	Bemerkung
Flumazenil	Anexate	Benzodiazepinantagonist	Erhöhter ICP (z.B. bei SHT), Epilepsie, Intoxikation mit trizyklischen Antidepressiva	Initial: 0,2–0,3 mg Rep: 0,2 mg alle 60 sec, bis max. 2 mg Gesamtdosis möglich	Bei Süchtigen Auslösen von Entzugssymptomen. Die Sicherung der Vitalfunktionen geht dem Antagonisieren vor. Kein Antagonisieren nach Aspiration → Intubation.
Naloxon	Naloxon	Opiatantagonist. Opiatintoxikation bzw. deren Neugeborene, wenn Intubation verhindert werden soll.	Überempfindlichkeit, Atemdepression, die nicht durch Opiate ausgelöst wurde. **CAVE bei Patienten/Patientinnen mit vorbestehender Herzerkrankung.**	0,4 mg i.v. (auch i.m., s.c. möglich)	Im Notfall i.v. Gabe. Naloxon ist ein Opioidantagonist und kann daher bei Süchtigen und ihren Neugeborenen Entzugssymptome auslösen.

Alkoholintoxikation

Definition

Die Alkoholintoxikation ist in unseren Breitengraden die mit Abstand häufigste Vergiftung und tritt immer öfter auch bei immer jüngeren Patientinnen und Patienten auf. („Saufen, bis die Notärztin/der Notarzt kommt.")

Symptomatik

Die Symptomatik lässt sich in verschiedene Stadien gliedern, ist individuell verschieden und von der Menge der zugeführten Substanz abhängig.

Stadium I	Exzitatorisch
Stadium II	Hypnotisch (< 2 Promille)
Stadium III	Narkotisch (> 2 Promille)
Stadium IV	Asphyktisch: Tod durch Atem- und Kreislaufversagen

Die Diagnose stellt sich aus der Anamnese und dem klinischen Befund mit Foetor alcoholicus, Hypothermie und Polyurie. Man sollte jedoch bedenken, dass gewisse hochprozentige Alkoholsorten keinen Foetor produzieren (z.B. Wodka).

Sehr oft ist die Bewusstseinsstörung der alkoholisierten Patientinnen/Patienten durch eine Hypoglykämie bedingt, weshalb ein Blutzuckerstreifentest in jedem Fall durchgeführt werden sollte.

Wenn eine Blutgasanalyse verfügbar ist, zeigt diese eine metabolische und im Stadium der Ateminsuffizienz auch eine respiratorische bzw. kombinierte Azidose.

Erstversorgung – Therapie

- Ist die Patientin/der Patient ansprechbar und liegt der Alkoholkonsum erst kurz zurück, kann man eventuell versuchen, ein **Erbrechen** zu **induzieren**.

- Das Sichern der **Atemwege** ist von oberster Priorität, um einer möglichen Aspiration vorzubeugen.
- Ein **Volumenmangel** (Polyurie) bei gleichzeitig meist bestehender Hypoglykämie sollte mit 5 %iger Glukoselösung 100–200 ml/h ausgeglichen werden. Vorsicht ist bei Mischintoxikationen geboten, welche nicht selten vorkommen (vor allem mit Opiaten und Benzodiazepinen).
- Bei starken **Exzitationen** ist außerdem die Gabe von Haloperidol 5–10 mg angezeigt.

NOTFÄLLE IM KINDESALTER

Tatsächliche Notfälle im Kindesalter sind glücklicherweise selten, als Hausärztin/Hausarzt wird man mit einem eher kleinen Spektrum an Krankheitsbildern konfrontiert.

Häufig wird die Symptomatik von den alarmierenden Bezugspersonen nicht richtig eingeschätzt, die Lage kann sowohl bedrohlicher als auch harmloser dargestellt werden.

Erfolgt die Alarmierung über dritte, ist die realistische Einschätzung der Lage für die Ersthelferin/den Ersthelfer fast unmöglich.

Im Kindesalter handelt es sich zum überwiegenden Teil um respiratorische Notfallsituationen, da ein Kind einen wesentlich höheren Sauerstoffverbrauch aufweist und bis zum Jugendalter kaum über Reserven verfügt. Ein Kleinkind stirbt doppelt so schnell an Sauerstoffmangel als ein Erwachsener, daher ist bei der Alarmierung immer die schlechteste Möglichkeit in Erwägung ziehen und auf raschestem Wege zu Hilfe zu eilen.

Die Haupttodesursache im Kindesalter ist der Unfall bzw. die akzidentelle Vergiftung. Laut Statistik Austria sind im Jahr 2011 34 Kinder bis zum 14. Lebensjahr an Verletzungen oder Vergiftungen gestorben.

Nachdem Notfallmaßnahmen und Medikamentendosierungen von Alter und Körpergewicht abhängig sind, sind diese Kenntnisse sehr wichtig. Nicht immer sind jedoch Angehörige vor Ort, die diese Fragen klar beantworten können. Es gibt jedoch einige Hinweise auf das Kindesalter, mit deren Hilfe man das Gewicht abschätzen kann:

HINWEISE AUF DAS KINDESALTER		
Alter	**Zeichen**	**Gewicht**
0–4 Wochen	Neugeborenes	3–5 kg
Säugling < 6 Monate	zahnlos, Strampelhose, keine Schuhe	5–8 kg
6–12 Monate	Fontanelle noch offen, Windelträger	6–12 kg
12–24 Monate	Kind kann gehen, Fontanelle schließt sich, Windelträger	10–15 kg
Ab 2 Jahre	Fontanelle geschlossen, laufen, spielen, sprechen	15–20 kg
Ab 6 Jahre	Sprechen, kommunizieren, Schultasche	15–20 kg

Schmerzäußerung beim Kind

WIE KANN EIN KIND SCHMERZEN ÄUßERN?	
1. Lebensjahr	Weinen, das auch von den Eltern nicht beruhigt werden kann, zappeln, zittern.
2.–3. Lebensjahr	Schmerzreaktion unspezifisch, Abwehrverhalten, Regression.
4.–5. Lebensjahr	Trotzreaktion möglich, akzeptiert Untersuchung kaum, Reaktion abhängig vom aktuellen Verhalten der Bezugspersonen und der Schmerzursache.
Ab 6. Lebensjahr	Zunehmende Einsicht, Verhalten von elterlichen Prägungen abhängig (tapfer – zimperlich), Schmerzen können lokalisiert und beschrieben werden.

Traumabedingter Notfall

Notfälle bei Kindern werden häufig durch Unfälle verursacht:

- Im Säuglingsalter durch Sturz vom Wickeltisch oder aus dem Kinderwagen.
- Im Kleinkindalter zählen Ertrinkungsunfälle und Verbrennungen zu den häufigsten Verletzungen.
- Im Schulkindalter treten Verkehrsunfälle in den Vordergrund.

Am Einsatzort wird das Szenario durch ängstliche Angehörige bestimmt. Auch wenn für die Ersthelferin/den Ersthelfer der Kindernotfall eine besondere Stresssituation bedeutet, sollte diese/dieser Ruhe und Sicherheit vermitteln. Nehmen Sie empathisch Kontakt zum Kind auf und versuchen Sie, eine Erstuntersuchung durchzuführen.

BLS für Säuglinge und Kleinkinder 2021

- Reaktion überprüfen
- Hilferuf
- Atemwege freimachen
- Keine normale Atmung?
- Fünf initiale Beatmungen
- Lebenszeichen??
- Wenn keine: Thoraxkompression, dann mit zwei Beatmungen/15 Kompressionen fortsetzen
- So noch nicht durch Dritte geschehen: Nach einer Minute CPR selbst Notruf absetzen
- Da Kinder O_2-Mangel sehr schlecht tolerieren, ist O_2-Inhalation jedenfalls sinnvoll – eine Intubation sollte nur von der geübten Notärztin/dem geübten Notarzt durchgeführt werden.

Dyspnoe

Einer der häufigsten Anlässe für nächtliche Alarmierungen der Hausärztin/des Hausarztes ist Atemnot mit starkem Husten. Aus der telefonischen Information lassen sich oft schon Rückschlüsse über die Ursache dieser Atemnot ziehen.

Es kommen in Betracht:

Akute Laryngitis – „Pseudokrupp"

Bei der akuten Laryngitis („Pseudokrupp") kommt es zu subglottischer Schwellung und Enge. Der bei Kleinkindern nur bleistiftdicke Atemweg wird durch diese massiv eingeengt. Die Exspiration bleibt fast unbehelligt, inspiratorisch ist ein Stridor hörbar. (Im Gegensatz zum asthmatischen exspiratorischen Giemen.)

Bellender Husten bei fieberhaftem Infekt, plötzlicher Beginn der Atemnot vor allem in den Nachtstunden, Heizsaison und ein Kindesalter zwischen ein und drei Jahren lassen an Pseudokrupp denken. Die Ursachen sind meist Virusinfekte, seltener bakteriell bedingt. Das Erkrankungsrisiko ist im Rauchermilieu massiv erhöht, selten sind auch allergische Ursachen beteiligt. Rasche Hilfeleistung ist jedenfalls indiziert, man kann den Eltern schon telefonisch raten, das Kind warm anzuziehen und bis zum Eintreffen der Ärztin/des Arztes eine möglichst kühle Umgebung aufzusuchen – entweder im Winter ans offene Fenster setzen oder im Badezimmer neben eine Dusche.

Da sowohl Eltern als auch Kind in Alarmzustand sind, sollte man vor Ort ruhig vorgehen und bei typischen Symptomen auf eine traumatisierende Untersuchung des Kindes verzichten. Man ersucht die Eltern, den Oberkörper des Kindes zu entkleiden, um den Schweregrad der Atemnot beurteilen zu können.

Sind bei Inspiration Einziehungen im Jugulum, interkostal und unter dem Rippenbogen sichtbar, handelt es sich um eine lebensbedrohliche Atemnot, bei Einziehungen nur im Jugulum besteht noch keine unmittel-

DIFFERENTIALDIAGNOSE DES KRUPP-SYNDROMS		
	Pseudokrupp	**Epiglottitis**
Anamnese	oft Atemwegsinfekt	keine Hinweise
Beginn	langsam (akut in der Nacht)	stürmisch (innerhalb von Stunden)
Allgemeinzustand	wenig beeinträchtigt	schwer beeinträchtigt
Fieber	mäßig	hoch (> 38° C)
Stridor	inspiratorisch	in- und exspiratorisch
Stimme	heiser, aphonisch	leise, kloßig
Husten	bellend	nicht bellend
Schluckstörung	nein	ausgeprägt
Speichelfluss	nein	ausgeprägt (vorge-schobenes Kinn)
Haltung im Bett	liegend	sitzend (vornüber gebeugt)
Alter (Jahre)	(½) 1–3 (4)	(2) 3–6 (7), auch Erwachsene
Tageszeit	meist abends, nachts	ganztags
Jahreszeit	meist Herbst, Winter	ganzjährig
Rezidive	häufig	selten
Mortalität (unbehandelt)	vernachlässigbar	bis zu 50 %

(Quelle: Ärzte Woche Nr. 44/2001)

bare Gefahr. Der Schweregrad kann sich jedoch rasch ändern. Auf eine Spatelinspektion des Rachens ist zu verzichten, da diese zusätzlichen Hustenreiz und Panik auslösen kann. Das Verabreichen von oralen Medikamenten ist wegen der Aspirationsgefahr zu unterlassen. Differentialdiagnostisch ist an die jedenfalls lebensbedrohliche akute Epiglottitis zu denken, welche allerdings wesentlich seltener auftritt.

Denken sollte man auch an eine Fremdkörperaspiration – plötzlicher Beginn ohne Infekt, Racheninspektion und Auskultation helfen dabei weiter.

„Echter Krupp" (= Diphtherie) ist seit obligater Impfung extrem selten geworden.

Therapie

Beruhigung von Kind und Eltern sowie kalte Luft können zu spontaner Besserung führen, auch Wasserdampf im Badezimmer kann helfen. Rectodelt Supp. wenn verfügbar, sonst magistraliter Prednisolonum 0,100, Adeps neutralis ad 1,0; Mf Supp. Nr. 6 wirkt abschwellend (allerdings erst nach ca. ½ h), Einweisung ins Krankenhaus mit ärztlicher und elterlicher Begleitung ist bei geringster Unsicherheit über den weiteren Verlauf angeraten. Adrenalin-Inhalationen mit Vernebler in der Klinik lassen die Stimmlippen zuverlässig abschwellen. Beim Pseudokrupp ist extrem selten eine Intubation indiziert und sollte nur von der Kindernotärztin/vom Kindernotarzt versucht werden.

Obstruktive Bronchiolitis (Virusinfekte) und Asthma bronchiale (Virusinfekte, Allergien)

Typische Symptome sind ein exspiratorisches Giemen, Fieber bei Bronchiolitis bzw. infektinduziertem Asthma. Wenn auskultatorisch nur schwache Atemgeräusche bei sonorem Klopfschall hörbar sind, kann es sich um das bedrohliche Krankheitsbild der sogenannten „silent lung" handeln. (Differentialdiagnostisch ist auch an den Spontanpneumothorax bei angeborenem Emphysem zu denken, dann hört man einseitig den sogenannten „Schachtelton" bei der Perkussion.)

Therapie

Wenn möglich, Salbutamol-Inhalation mit Vernebler, sonst mit Dosieraerosol versuchen, O_2-Gabe optimalerweise durch Maske mit Reservoir maximaler Fluss), ohne Reservoir 6 l/min; Nasenbrille toleriert bis max. 4l/min wesentlich weniger effektiv, aufrecht sitzender Transport, Monitoring, Notarzttransport.

Allergie im Kindesalter

Plötzliches Anschwellen der oberen Atemwege kann durch akute allergische Reaktionen und auch nach Insektenstichen ausgelöst werden. Nahrungsmittelallergien (v.a. Nüsse, Eier, Fisch, Milch) und auch Insektenstichallergien können bei entsprechender Sensibilisierung in Minuten zu Anaphylaxie mit Kreislaufkollaps und Atemnot führen. Warnzeichen sind Jucken und Missempfindungen in Mund und Rachen, Juckreiz, Nesselausschlag, Schwellungen im Gesicht, Übelkeit, Beklemmungsgefühl, Angst und Tachykardie.

Therapie

Zuerst Entfernen und Unterbrechen der Allergenzufuhr, dann bei Herz-Kreislauf-Stillstand altersentsprechende Reanimation, O_2-Gabe maximal, Monitoring. Venöser (interossärer) Zugang mit NaCl 0,9 % oder Ringerlösung.

Da die Angehörigen der betroffenen Kinder häufig schon Erfahrungen mit deren Allergie sammeln konnten, sind sie meist mit Notfallmedikamenten ausgerüstet, die rasch einsatzbereit sind (Adrenalin-Injektoren, Antihistaminika). Andernfalls aus der eigenen Visitentasche verfügbar: Adrenalin i.m.

< 7,5 kg keine Zulassung für Epipen 0,15mg -> L-Adrenalin 0,01 mg/kg KG ~0,3–0,5 ml
6 a: EpiPen 0,15 mg, L-Adrenalin ~0,3–0,7 ml
6–12 a: EpiPen 0,3 mg, L-Adrenalin 0,5–1 ml

Fenavent-Amp. Eine frühe Gabe von Adrenalin i.m. kann auch für mildere allergische Symptome bei Kindern mit Anaphylaxie in der Vorgeschichte in Betracht gezogen werden.

Sollten die oberen Atemwege komplett verschlossen sein, kann ein verzweifelter Versuch mit Punktion der Trachea mit großvolumigen Venenkanülen Entlastung bringen.

Da die allergische Reaktion a priori nicht abgeschätzt werden kann, ist jedenfalls notärztliche Unterstützung anzufordern.

Fremdkörperaspiration

Aus der Anamnese der Angehörigen erfährt man das plötzliche Einsetzen einer bedrohlichen Symptomatik mit Keuchen, Husten, Stridor und Atemnot. Im Umfeld findet man aspirierbare Gegenstände. Das typische Beispiel sind Kinder, die am Küchentisch gesessen sind und der Mutter beim Kochen (Bohnen!) geholfen bzw. im Sandkasten mit Murmeln gespielt haben.

Therapie

Bei totalem Verschluss muss der Fremdkörper um jeden Preis entfernt werden.

Den Säugling (< 1 a) vornübergebeugt oder in Kopftieflage husten lassen, bei Erfolglosigkeit fünf altersangepasste Schläge zwischen die Schulterblätter ausführen, dann bei auf dem Oberschenkel kopftief gelagertem Kind fünf Thoraxkompressionen knapp über Xiphoid.

Bei Kindern > 1 a erfolgt der altersangepasste Heimlich-Handgriff. Kompressionen des Abdomens sind wegen der Verletzlichkeit der kindlichen Leber und Milz kontraindiziert. Atmet das Kind noch selbst, wird O_2 verabreicht per Nasenbrille und unverzüglich die Notärztin/der Notarzt alarmiert.

Bei Bewusstlosigkeit: pädiatrischer BLS.

Der Fremdkörper kann dann evtl. von der Notärztin/vom Notarzt mit dem Laryngoskop gesichtet und entfernt bzw. im Rahmen der Intubation evtl. in einen – meist den rechten – Hauptbronchus vorgeschoben werden, womit die Belüftung einer Lunge möglich ist, was im Notfall vollkommen ausreicht.

Störungen des Bewusstseins

Krampfanfälle im Kindesalter

Fieberkrampf

Der Fieberkrampf tritt gelegentlich bei Kindern bis zum fünften Lebensjahr im Rahmen fieberhafter Infekte und Gastroenteritiden meist bei erstem Fieberanstieg auf. Das Kind hält den Atem an, verdreht die Augen, die Lippen werden zyanotisch. Bewusstlosigkeit und rhythmische Zuckungen können auftreten, ein sehr bedrohliches Bild für die Eltern. Dieser Anfall löst sich von selbst innerhalb weniger Minuten, sodass die herbeieilende Ärztin bzw. der Arzt nur aus der Anamnese auf dieses Krankheitsbild schließen kann.

Therapie

Die Atemwege sind zu sichern, das Kind soll vor Verletzungen geschützt werden. Man lässt den Anfall ohne Festhalten ablaufen. Bei länger dauerndem Anfall O_2 4 l/min über Nasenbrille verabreichen, eventuell Diazepam (Stesolid Rectiolen, < 5 kg KG: 5 mg, > 5 kg KG: 10 mg), max. 15 mg, Nureflex Saft: 20 mg/kg KG. Bei Fieber > 38° C Paracetamol Supp. rektal einführen.

Beim ersten Krampfanfall in der Anamnese sollte eine Ursachenabklärung im Krankenhaus erfolgen (Tumore, Blutungen). Bei wiederholten Anfällen, wenn schon gefährlichere Ursachen ausgeschlossen wurden, ist keine Krankenhauseinweisung notwendig, um das Kind nicht zu traumatisieren.

Epilepsie

Typisch ist ein generalisierter, tonisch-klonischer Krampfanfall evtl. mit Wangen oder Zungenbiss, Einnässen, mit postiktaler Erschlaffung und Bewusstlosigkeit (manchmal primär nicht vom Fieberkrampf zu unterscheiden).

Therapie

Sie erfolgt wie beim Fieberkrampf. Wenn schon längere Anfallsanamnese besteht und wieder normale Atmung und Bewusstsein einsetzen, ist im Konsens mit den Eltern keine KH-Einweisung notwendig. Bei wiederholten Anfällen neuerlich FA-Abklärung mit EEG empfohlen. Bei lang dauerndem Anfall („Status epilepticus"): Dormicum nasal über MAD-Nasenzerstäuber 0,5 mg/kg KG; Dormicum – Notarzttransport ins KH.

Siehe auch: https://kindermedika.at

Affektkrampf („Schreikrampf")

Vom Fieberkrampf manchmal schwer abzugrenzen ist der Affektkrampf mit Apnoe, Zyanose und Bewusstseinseintrübung, evtl. mit folgendem Krampfanfall. Aus der Anamnese erfährt man entweder von einer überraschenden seelischen Traumatisierung des Kindes oder dass dieses diese Emotionen sehr kalkuliert einzusetzen weiß.

Therapie

Beruhigung der beteiligten Personen.

Exsikkose

Durch Erbrechen, Diarrhoe, Hitzschlag kann ein bedrohlicher Flüssigkeitsverlust ausgelöst werden, bei > 10 % Verlust des Körpergewichtes spricht man von einer schweren Dehydradation.

Typisch sind ein ausgezehrter Aspekt, stehende Hautfalten, Ringe um die Augen, trockene Schleimhäute.

Bei Säuglingen findet man eine eingesunkene Fontanelle und einen Vigilanzverlust je nach Schwere des Flüssigkeitsverlustes. Erbrechen und Durchfall beschleunigen die Symptomatik bis zum Schock innerhalb weniger Stunden. Durch häufigen Windelwechsel kann der Flüssigkeitsverlust unterschätzt werden. Der Zustand kann hochgradig lebensbedrohlich sein und erfordert sowohl eine rasche Diagnostik als auch sofortige Therapie.

Therapie

Abhängig vom Kindesalter, AZ und der Möglichkeit zur oralen Rehydradation (Emesis) ist stationäre Behandlung indiziert. Zu Hause erfolgt der Flüssigkeitsersatz mit Fertigmischungen (Normolyt-Pulver) bzw. (besser) wohlschmeckenderen selbstgemischten Alternativen (1 : 1 mit Wasser oder Tee verdünnte Fruchtsäfte + 1 KL Kochsalz/l) und altersangepassten Diäten. Ein möglichst rascher Kostaufbau ist anzustreben.

Ertrinkungsunfall

Der Ertrinkungsunfall ist unbehandelt eine der häufigsten Todesursachen im Kleinkindesalter. Die Hinweise darauf sind fast immer eindeutig – Anamnese, nasse Bekleidung, evtl. Unterkühlung, Zyanose, Atemstillstand.

Therapie

Sofort die Notärztin bzw. den Notarzt alarmieren, Vitalfunktionen sichern, bei Herz-Kreislauf-Stillstand sofortige Reanimation, beginnend mit fünf Beatmungen, Lebenszeichen überprüfen, dann erst mit Thoraxkompression beginnen. Achten auf mögliche Begleitverletzungen durch Sturz (HWS, WS). (Gilt auch bei Erwachsenen!)

Zwar hat die Unterkühlung einen protektiven Effekt auf das Gehirn, dennoch ist die weitere Auskühlung zu verhindern. Man muss bedenken, dass die Schutzwirkung der Unterkühlung nur dann funktioniert, wenn das Kind zuerst unterkühlt (wird), bevor es zum Atemstillstand kommt. Stürzt das dreijährige Kind ohne Schwimmbewegungen in ein 30° C warmes Schwimmbad, geht es sofort unter und erstickt, bevor eine Unterkühlung einsetzen kann. Im Gegensatz dazu schützt eiskaltes Wasser eine Schwimmerin/einen Schwimmer evtl. vor dem schweren neurologischen Defizit, wenn diese/dieser zuerst unterkühlt, bevor die Hypoxie eintritt. Bei bestehender Hypothermie ist schonendste Umlagerung wegen der Gefahr des „Afterdrops“ notwendig, O_2 ist maximal zu verabreichen und ein venöser Zugang zu legen. Unter „Afterdrop“ versteht man die fatalen Folgen der raschen Abkühlung des noch warmen Körperkernblutes durch die plötzliche Vermischung mit dem kalten Körperschalenblut. Dies kann zu Herzstillstand oder nicht defibrillierbarem Kammerflimmern führen (siehe Kapitel akzidentielle Hypothermie).

Meningitis

Auslöser einer Hirnhautentzündung können verschiedene Erreger sein (Viren, wie Mumps und Masern, FSME) sowie viel häufiger (ca. 0,5–1/100.000 Pers.) Bakterien, in erster Linie Meningokokken. Letztere können bei gesunden Personen im Nasen-Rachen-Raum vorkommen und nach Übertragung bei disponierten Personen eine Meningitis auslösen.

Typisch für die Erkrankung sind hohes Fieber mit plötzlichem Verfall des AZ, meist makulopapulöses Exanthem, Meningismus (Kernig- und Brudzinski-Zeichen positiv), Verwirrtheit, Kopf und Nackenschmerzen, Lichtempfindlichkeit, Erbrechen, Krämpfe. Bei Säuglingen findet man eine harte Fontanelle, evtl. petechiale Hauteinblutungen (schwerste Form mit septischem Schock „Waterhouse-Friderichsen-Syndrom“) und Schockzeichen.

Therapie

Hier ist dringendster(!) Notarzttransport mit Aviso im Krankenhaus zu veranlassen (auch bei Verdacht!) sowie der Selbstschutz mit Handschuhen und Atemmaske. Das Kind ist zu monitorisieren, maximal O_2-Inhalation zu verabreichen und ein venöser Zugang zu legen. (Frühestmöglich Rocephin-Infusion anstreben.) Angehörige müssen über Umgebungsprophylaxe informiert werden (Rifoldin, Ciprofloxacin). Eine bakterielle Meningitis ist eine meldepflichtige Erkrankung, dies wird im KH veranlasst.

DER GERIATRISCHE NOTFALL

Die Herausforderungen bei betagten Notfallpatienten/-patientinnen sind vielschichtig und werden von medizinischen, aber auch rechtlichen, organisatorischen und besonders ethischen Faktoren bestimmt. Die Tatsache des hohen Alters alleine stellt noch keinen Grund dar, die Rettungskette nicht zu starten, viele hochbetagte Menschen sind biologisch gesund und gehen aus einer kritischen Situation oft sehr gut hervor. Daher ist im Zweifel immer für die notfallmedizinische Hilfe zu entscheiden, ein eventueller „geordneter Rückzug" ist nach Kenntnis der vollständigen Unterlagen dann Sache der weiterbehandelnden Intensivstation und kann notfallmäßig hinzugezogenen Notärztinnen und Notärzten meist nicht überantwortet werden. Patientenverfügungen sind mittlerweile verbreitet anzutreffen, aber im Notfall nur selten richtungsweisend – siehe unter § 12 PatVG „Notfälle". Dieses Bundesgesetz lässt eine medizinische Notfallversorgung unberührt, sofern der mit der Suche nach einer Patientenverfügung verbundene Zeitaufwand das Leben oder die Gesundheit der Patientin/des Patienten ernstlich gefährdet. Ist eine palliative Situation vorbekannt und sollte es trotzdem zu einem Einsatz kommen, ist eine rasche Beurteilung nötig, um vom „Advanced Life Support" zur „Best Supportive Care" zu wechseln und die Patientin/den Patienten zuhause zu belassen. Als Beispiele für Notfälle bei palliativen Patienten/Patientinnen seien genannt: Schmerzdurchbruch, Fieber (Neutropenie?), Querschnitt und Blutung.

Biologische Besonderheiten

Multimorbidität und Polypharmazie sind sehr häufig, was die notfallmedizinische Behandlung erschwert. Vielleicht nicht so sehr bei der Reanimation, aber bei bereits hoch dosierten Analgetika oder Benzodiazepinen kann die zusätzliche Gabe von z.B. Midazolam oder Fentanyl in gewohnter Dosis problematisch werden. Eine bestehende Antikoagulation, ob mit Vitamin-K-Antagonisten oder DOAKS, machen die Behandlung eines frischen Infarktes kompliziert und erfordern meist Rücksprache mit dem Zentrum. Die Kreislaufzeit ist verlängert, das Ansprechen der Medikation meist verzögert, gleichzeitig sind Leber- und Nierenfunktion oft eingeschränkt, was die Gefahr der Kumulation mit sich bringt. Das Flüssigkeitsmanagement muss ebenfalls auf die individuelle Lage angepasst werden, um eine gegebene Herzschwäche nicht noch zu verschlechtern. Wie bei jedem Notfallpatienten/jeder Notfallpatientin, aber beim greisen Menschen ganz besonders, ist die Dosierung aller Medikamente anzupassen, und es empfiehlt sich, titrierend vorzugehen und die gewünschte Wirkung abzuwarten.

Organisatorische Besonderheiten

Die Anwesenden sind meist – aber nicht immer – Angehörige, hinzu kommen 24-h-Betreuer/-Betreuerinnen, Nachbarn, Bekannte, Hauskrankenpfleger/-pflegerinnen und andere. Allen gemein ist die Sorge um den Patienten/die Patientin oder auch der Wunsch nach dem therapeutischen Rückzug. Alle diese Meinungen sind rechtlich unverbindlich und sollen die (not)ärztliche Tätigkeit nicht beeinflussen. Im Pflegeheim sind meist Strategien aufliegend, aber auch hier liegt die Entscheidung immer beim handelnden Arzt bzw. der handelnden Ärztin. Wenn die Hausärztin/der Hausarzt nicht erreichbar ist, bleibt oft der Notarzteinsatz die einzige Option. Der Usus, jeden Patienten/jede Patientin abzutransportieren, muss hier kritisch hinterfragt werden. Gibt es Pflegebevollmächtigte oder besteht eine Erwachsenenvertretung, so ist umgehend Kontakt mit diesen herzustellen, wenn es Zeit und Zustand des Patienten/der Patientin erlauben.

Ethische Probleme

Wie viel Therapie kann einem Menschen zugemutet werden? Cui bono? Darf sich die Notärztin/der Notarzt gegen eine medizinisch mögliche Behandlung entscheiden? Welche Kriterien können dabei helfen? Das Vorliegen einer Krebsdiagnose alleine ist kein Grund zum Rückzug. Als Beispiel sei ein Bolusgeschehen genannt, wo eine Reanimation durch das Pflegepersonal gestartet, von der Rettungsmannschaft fortgeführt wird, dann übernimmt die Notärztin/der Notarzt die ALS des Karzinompatienten/der Karzinompatientin. Kann das Ausmaß des Tumorleidens abgeschätzt werden? Wenn aktuelle Befunde aufliegen und eine fortgeschrittene Metastasierung vorliegt und womöglich die Therapien ausgeschöpft sind, wird ein Rückzug vertretbar sein.

Umgang mit Angehörigen

Die möglichen Erwartungshaltungen der Angehörigen beinhalten das komplette Spektrum von völliger Genesung bis hin zum Wunsch, die Patientin/den Patienten in Frieden sterben zu lassen. Neben Verzweiflung, Überforderung, Trauer, Angst und Sorge haben sie auch das Gefühl, für die Situation verantwortlich zu sein und vielleicht etwas falsch gemacht zu haben. Selbstverständlich sollten die medizinischen Grundlagen und die nächsten Schritte zeitnah erklärt werden. Kriseninterventionsteams stehen landesweit unterstützend zur Verfügung.

Unterbringungsgesetz § 8

Dieses stellt für die Notärztin/den Notarzt kaum ein Problem dar, weil es in die Zuständigkeit des behördlich fungierenden Arztes/der behördlich fungierenden Ärztin (Distriktarzt/-ärztin, Gemeindearzt/-ärztin, Sprengelarzt/-ärztin, Polizeiarzt/-ärztin) fällt und bei Gefahr im Verzug von der Exekutive alleine vollzogen wird. Sollte es zu einer krisenhaften, lebensbedrohlichen Situation kommen, gelten alle Regeln der Notfallmedizin wie sonst auch, wobei auf den Selbstschutz ausdrücklich hingewiesen wird.

Demente Patienten/Patientinnen

Jede Behandlung setzt das Einverständnis der Patientin/des Patienten voraus, sofern dieser kontaktfähig ist. Auch eine fortgeschrittene Demenz kann in einer palliativen Situation enden und eine Therapie des aktuellen Notfalles ist sehr vergleichbar mit der eines Karzinompatienten/einer Karzinompatientin. Auch hier sind, sofern vorhanden, Erwachsenenvertretung, Vorbefunde und Unterlagen mit einzubeziehen.

Hausärztliche Versorgung

Die Hausärztin/der Hausarzt hat gegenüber der Notärztin/dem Notarzt im Notfall einen besonderen Vorteil, da die Patienten/Patientinnen und deren Umgebung sowie die medizinischen Vorgeschichten bekannt sind.

Oft wurden schon im Vorfeld Gespräche mit den Angehörigen und nicht zuletzt auch mit der Patientin/dem Patienten über die Schritte bei krisenhafter Verschlechterung geführt. Patientenverfügungen liegen immer häufiger vor. Der Hausarzt bzw. die Hausärztin genießt meist auch das Vertrauen, dass mit diesem Überblick in einer Notfallsituation auch zur „Best Supportive Care“ gewechselt werden kann und ein Verbleiben der Patientin/des Patienten zuhause erreicht wird.

Die Notärztin/der Notarzt hat es daher vergleichsweise schwerer, sich gegen eine Behandlung und Transport zu entscheiden.

Im Zweifel muss die Behandlung bis hin zum Abtransport ins Krankenhaus durchgezogen werden. Nach erfolgter Diagnostik besteht immer noch die Möglichkeit, einen therapeutischen Rückzug einzuleiten.

NOTFALLKOFFER

Anbei finden Sie einen sehr weitgehenden Vorschlag zur Ausstattung des Notfallkoffers für die niedergelassene Ärztin/den niedergelassenen Arzt. Dabei ist zu bedenken, dass es sich hierbei nur um eine grobe Empfehlung handelt. Die Ausrüstung sollte individuell angepasst werden, je nachdem, womit man die meisten (und besten) Erfahrungen gemacht hat und was man sich selbst zutraut.

Medikamente

2 Amp L-Adrenalin 2 mg/20 ml ASS 500 mg Brause oral
1 Amp Aspisol 0,5 g/5 ml (Trockensubst. + Lösungsmittelamp)
2 Amp Atropin 0,5 mg/1 ml
2 Amp Bricanyl 0,5 ml/1 ml
2 Amp Buscopan 20 mg/1 ml
2 Amp Dormicum 5 mg/5 ml
1 Amp Ebrantil 50 mg ml/5 ml
1 Amp Fenavent 4 mg/4 ml
2 Amp Paspertin 2 ml
2 Amp Tramundal 100 mg/2 ml
2 Amp Fentanyl 0,1 ml/2 ml
alternativ 2 Amp Vendal 10 mg/1 ml
2 Amp Ketanest S 5 mg/ml, 5 ml Amp
1 Inhalator Penthrop 99,9 %
2 Amp Lasix 40 mg /2 ml
2 Stk. Mexalen-Supp. 500 mg
5 Amp NaCl 0,9 % 10 ml

2 Amp Novalgin 2,5 g/5 ml
1 Amp Diclofenac 75 mg/3 ml
2 Amp Gewacalm 10 mg/2 ml
2 Amp Glukose 40 %/10 ml
1 Flixotide DA
1 Pumpspray Nitrolingual 0,4 mg
1 Amp Solu-Dacortin 250 mg + Lgsm.
3 Stesolid-Rectiole 5 mg

Infusionen

2 ELO-MEL isoton 500 ml
1 Fl. Glukose 5 % 250 ml
2 Infusionsbestecke + Aufhänger

Diagnostik

Je 1 Blutdruckmanschette Erw./Kinder
Blutzuckermessgerät + BZ-Streifen
Fingerpulsoxymeter
1 Stethoskop Erw./Kinder
1 Reflexhammer

Beatmung

1 l oder 2 l Sauerstofflasche inkl. Armatur
1 Beatmungsbeutel mit Maske und O_2-Anschluss mit Reservoir (3 Größen)
Larynxtubus – schonende Atemwegsicherung, rasch bis über den Kehlkopf einführen, allerdings kein (!) Aspirationsschutz
(möglichst Verneblermaske)

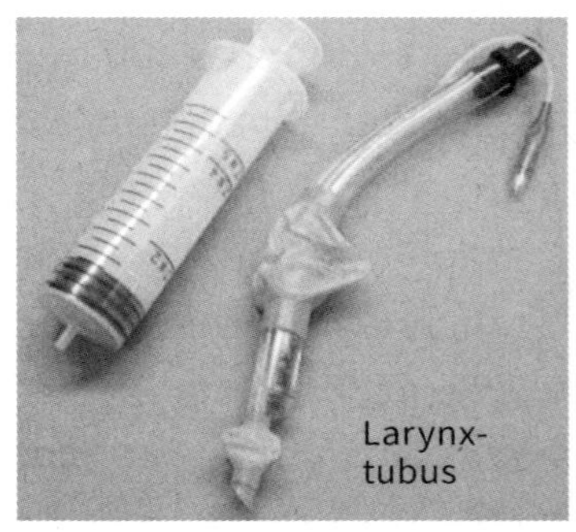

Larynx-tubus

Diverse Materialien

1 Einmalskalpell
1 Kleiderschere
1 Pinzette anatomisch
1 Verbandsschere (steril)
1 Stauschlauch Alkoholtupfer Händedesinfektionsmittel
Einmalhandschuhe
Leukoplast, Gazetupfer und PH-Haft kleine Verbandsmittel
div. Kanülen und Spritzen
Venflon je 2 × 0,8/1,0/1,4/1,7
3 × 1,2 mm ID
1 Kombistopfen Fiebermesser
1 Handscheinwerfer/Stirnlampe
Evtl. halbautomatischer Defibrillator mit Monitor zur Rhythmuskontrolle.

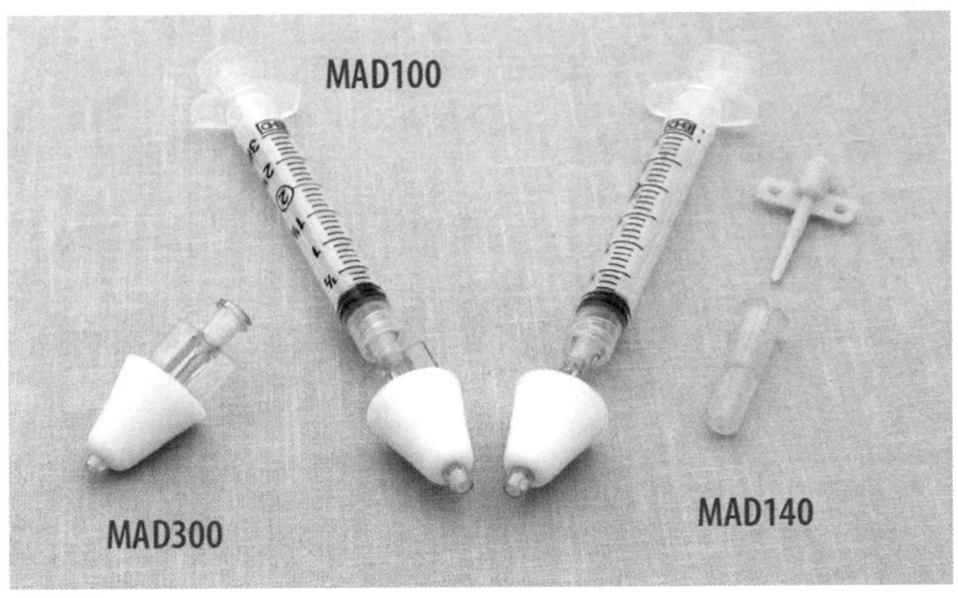

MAD-Nasalzerstäuber
Intranasale Gabe von Ketamin, Morphin, Fentanyl, Midazolam möglich und untersucht. Dosierung adäquat, Wirkungseintritt fast so schnell wie bei intravenöser Gabe. Problemloserer Applikationsweg im Vergleich zu intravenösem oder rektalem Zugang.

DIE AUTOREN

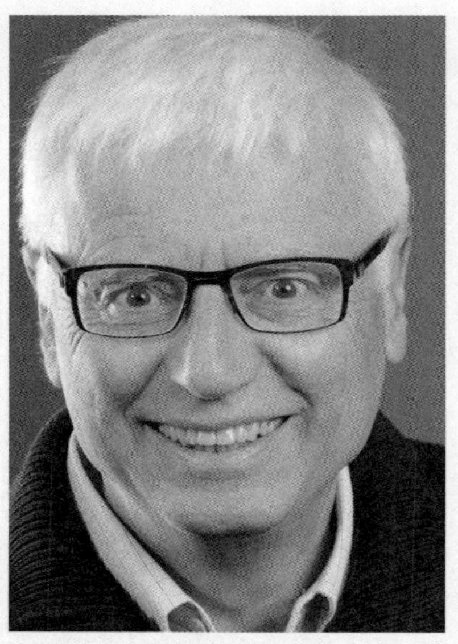

MR Dr. Robert Mader
Arzt für Allgemeinmedizin
Hausarzt von 1982 bis 2018 in Trofaiach, Stmk.
Landesarzt der Bergrettung Stmk. 1995 bis 2012
AGN-Beirat seit 1995

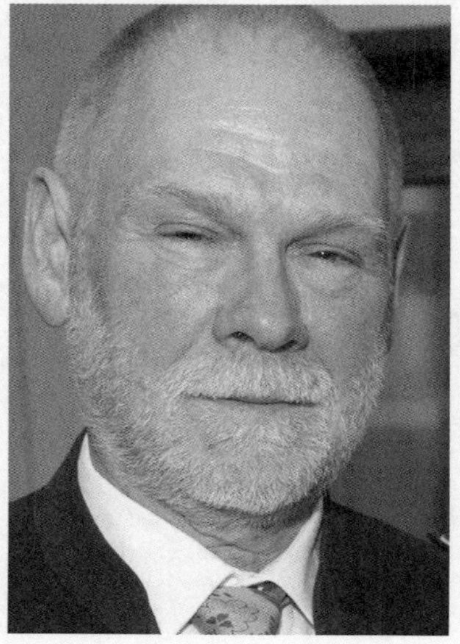

Ao. Univ.-Prof. Dr. Gerhard Prause
Facharzt für Anästhesiologie und Intensivmedizin
Notarzt von 1987 bis 2021 am Notarztwagen des Univ.-Klinikums Graz
Leiter der „Teaching Unit Notfallmedizin" der Med. Universität Graz bis 2021
Lehrgangsleiter für diverse Notarzt- und Refresherkurse
Gründungsmitglied und Generalsekretär der AGN seit 1988

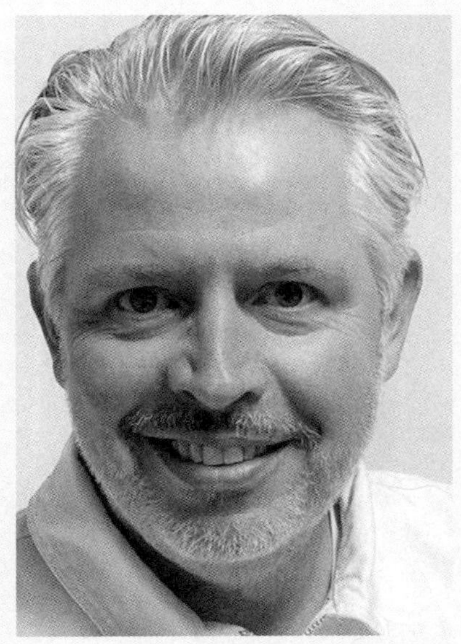

Dr. Georg Kurtz
Lehrordination für Allgemeinmedizin in Gleisdorf
Notarzt am Stützpunkt Weiz
Bezirksrotkreuzarzt Weiz

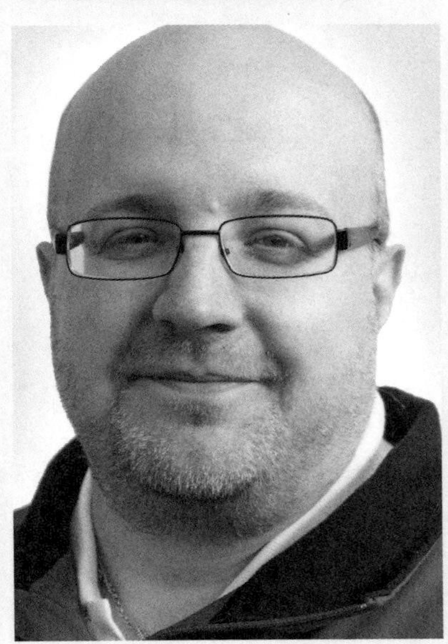

Dr. Markus Gschanes, MSc.
Facharzt für Anästhesie und Intensivmedizin am LKH Murtal, Standort Judenburg
Notarzt am NEF Murtal
Vortragender bei zahlreichen notfallmedizinischen Aus- und Fortbildungskursen
Bezirksrotkreuzarzt Knittelfeld